DE LA

PROPHYLAXIE

EN GÉNÉRAL

DE SON APPLICATION AUX MALADIES ÉPIDÉMIQUES

ET AUX

AFFECTIONS CHRONIQUES HÉRÉDITAIRES

PAR

Le Docteur GASTIER (de Thoissey).

> Pourquoi ne pas donner à l'enfant nouveau-né, outre une nourriture choisie, comme on fait ordinairement, des remèdes capables d'emporter l'impression héréditaire ? Pourquoi ne pas traiter sa nourrice, afin de lui faire teter un lait *chargé de principes* qui puissent s'opposer au progrès du virus inné ? (TH. BORDEU, vol. I, p. [illegible].)

NOUVELLE ÉDITION.

PARIS

J.-B. BAILLIÈRE, LIBRAIRE DE L'ACADÉMIE DE MÉDECINE

RUE HAUTEFEUILLE, 19.

1852

DE LA

PROPHYLAXIE

EN GÉNÉRAL.

Paris. — Imp. Simon Raçon et Cie, rue d'Erfurth, 1.

DE LA

PROPHYLAXIE

EN GÉNÉRAL

DE SON APPLICATION AUX MALADIES ÉPIDÉMIQUES

ET AUX

AFFECTIONS CHRONIQUES-HÉRÉDITAIRES

PAR LE DOCTEUR GASTIER (DE THOISSEY).

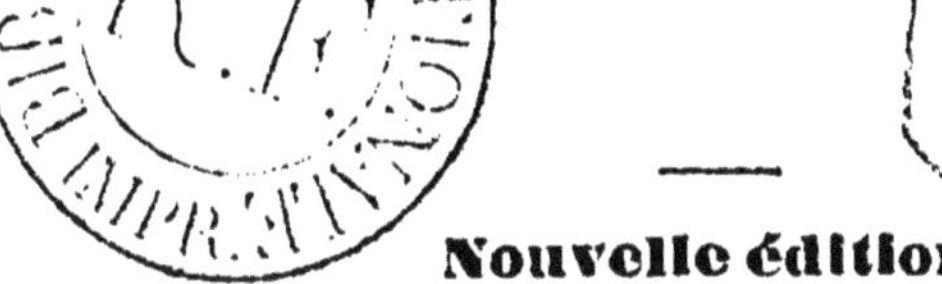

Nouvelle édition.

PARIS

LIBRAIRIE DE J.-B. BAILLIÈRE

20, RUE HAUTEFEUILLE.

1852

DE LA

PROPHYLAXIE

EN GÉNÉRAL.

DES MALADIES ÉPIDÉMIQUES.

Parmi les questions qui naissent incessamment dans notre esprit, de la considération des phénomènes au milieu desquels se passe et se consume la vie, et, en particulier, de l'observation des faits les plus rapprochés de nous, le plus étroitement liés à notre existence, et qu'à ce titre il nous importe le plus de connaître, il en est une, relative aux épidémies, qui s'est offerte à nous bien souvent : c'est de savoir comment il se fait que, dans un même milieu, au sein de la même atmosphère et dans des conditions extérieures semblables; sur une population soumise tout entière aux mêmes influences dans le cours d'une épidémie, une partie seulement de cette population en est atteinte, et l'autre, ordinairement la plus considérable, en est exempte. Je m'attachai à ce fait, aussi réel que remarquable, dont la raison d'être, se liant à celle d'un grand nombre d'autres faits également intéressants pour l'art de guérir, objet de nos constantes études, pouvait ouvrir à nos méditations un vaste et utile champ de recherches. Car tout est dans tout : tout se

1.

tient, tout s'enchaîne dans la nature ; un phénomène bien observé, bien compris dans toutes les conditions de son existence, peut être, pour nous, la révélation de mille autres analogues ou semblables au fond. Et puis, il nous a semblé qu'il n'y aurait pas loin de la raison connue des *exemptions*, chez une partie des sujets d'une même population, à la connaissance du moyen de les placer tous dans les conditions qui assureraient à la population entière le bénéfice des mêmes avantages.

Ce fait si remarquable, et qu'on croirait pourtant ignoré ou méconnu, n'ayant été jusqu'ici l'objet d'aucune discussion, devrait exciter notre surprise, si nous y prenions garde. Mais il est précisément, par sa fréquence et son évidence même, du nombre de ceux par-dessus lesquels l'attention passe ordinairement sans s'y arrêter. Fixons-y un moment la nôtre; le sujet en vaut la peine assurément, car il embrasse l'art de guérir tout entier, dans sa partie médicale proprement dite. En effet, les épidémies renferment les maladies les plus graves; leur principe, au fond, n'est autre, à la circonstance près de leur retour et de leur invasion, que celui de toutes les conditions d'où naissent les maladies endémiques, sporadiques, etc.; et la cause connue de l'exemption des sujets que ces maladies épargnent pouvant, comme nous l'avons dit, ouvrir à tous la voie de ces exemptions, leur examen constitue, pour la science, le plus important objet de recherches que nous puissions nous proposer. Nous n'en dirons pourtant qu'un mot ici, et seulement à titre d'introduction à notre sujet principal : la prophylaxie des maladies chroniques-héréditaires.

Il est, en dehors de la classe des êtres à laquelle notre

espèce appartient, des corps chez lesquels la disposition, plus particulière à quelques-uns, de céder aux causes d'altérations dont les autres sont plus ou moins exempts, offre des différences dont l'appréciation, à notre point de vue, semblerait devoir jeter quelque lumière sur l'intelligence des *exceptions* observées parmi les sujets soumis à une influence épidémique quelconque. Ainsi les conditions diverses d'oxydation chez les minéraux, l'altération différente des fruits des végétaux, dans un milieu et des conditions atmosphériques semblables, et sous des influences semblables également, la fermentescibilité inégale des liqueurs qui en proviennent, sont autant de faits qui semblent pouvoir être, sur ce point, utilement interrogés. Ces exceptions ou différences de résultats, sous l'influence excitatrice d'une cause générale, témoignent bien d'une origine individuelle particulière à la constitution des sujets qui les présentent; et, sous ce rapport, ces différences observées chez les êtres des règnes végétal et minéral ne sont peut-être point sans analogie d'origine avec les exceptions dont la cause ou la raison nous intéresse dans l'étude du principe des épidémies chez les animaux en général, et sur l'homme en particulier. Chez eux, comme chez nous, c'est bien, en partie du moins, dans la constitution particulière du sujet que gît la cause de l'exception qu'il présente; — seulement cette condition exceptionnelle est, chez nous, empreinte d'un caractère plus marqué, sous le double rapport de notre dépendance moins absolue de la cause excitatrice générale et de notre dépendance plus grande de la diversité des constitutions individuelles dont nous subissons les influences; — et c'est là le point important de la question.

Ces faits d'*accessibilité* ou de réceptivité différente, que nous rencontrons chez les minéraux essentiellement soumis aux lois physiques, dépendent essentiellement aussi de l'affinité existant entre leurs éléments et ceux du milieu atmosphérique dans lequel ils se trouvent placés; et c'est encore, au fond, dans une question d'affinité que se résument les phénomènes d'altération différente des fruits et des liquides soumis à une même condition extérieure. Ces phénomènes sont le résultat de l'action chimique de ces divers éléments entre eux plutôt que le fait de la domination des uns sur les autres dans une lutte où la victoire serait demeurée à quelques résistances individuelles supérieures. Les éléments formant le milieu à l'influence duquel nous attribuons la diversité des phénomènes dans les corps inorganiques sont, indépendamment de ceux qui constituent invariablement l'atmosphère, le chaud, le froid, l'humide, dans des proportions diverses, la lumière et les variations météorologiques, toutes causes dont l'action est bien connue. Aussi les différences semblent-elles toutes ici se rapporter à la condition atmosphérique, à laquelle nous les croyons en effet subordonnées. Tandis que chez nous, en face d'une constitution atmosphérique essentiellement une dans son principe épidémique, ce qui est multiple et divers et produit la diversité d'effets dont nous recherchons la cause, ce sont les constitutions individuelles des sujets affranchis de l'influence épidémique ou qui la subissent différemment, selon leur condition particulière de sexe, d'âge, de tempérament ou complexion physique et morale, selon leur idiosyncrasie, en un mot, et les conditions hygiéniques actuelles, si diverses et si influentes, sous lesquelles ils se trouvent placés; toutes circonstances auxquelles sont principalement, sinon exclusivement, dues les exceptions ou différences de sujétion des individus à la cause commune et générale d'une épidémie régnante. Et puis enfin l'altération que subissent, par la fermentation, ces corps soumis à l'empire des lois physiques, au lieu d'être comparable à des symptômes de maladie, ne constitue-t-elle pas ces corps dans une existence nouvelle qui les place tout à fait en dehors des considérations de notre sujet? Ce nouvel état où ils passent ainsi, loin d'être une dégénérescence, est, dans bien des cas, un perfectionnement : s'ils perdent quelques-uns des attributs de leur condition première, ils en acquièrent d'autres qui peuvent constituer un progrès au point de vue des tendances de leur nature et de la réalisation finale de l'objet de ces tendances. Dans ces transformations, les uns s'épurent, les autres s'enrichissent d'attributs nouveaux; chez d'autres encore (ce sont les fruits), du sein même de la décomposition à laquelle ils arrivent par les altérations successives auxquelles ils sont exposés, on voit surgir les germes certains d'une nouvelle vie à laquelle ils renaissent. Ces résultats, toujours prévus, ne permettent guère de considérer les phénomènes qui les précèdent et y conduisent comme nous faisons des symptômes de maladie; — à moins que, assimilant et comparant entre elles des choses que nous croirions susceptibles d'un tel rapprochement, nous ne voulussions, conformément à certaine doctrine psychique et dans un ordre d'idées qui n'admet ni discussion ni preuve possible, voir aussi, dans la dissolution de notre être, un simple changement d'état, un progrès vers une condition meilleure, l'animation d'un nouveau germe de vie surgissant des débris de celle qui s'éteint, et son ravissement à une vie nouvelle par l'épuration du principe qui nous animait; comme on voit, par la conversion de l'air en gaz léger, l'aérostat, dégagé de ses liens, s'élever aux régions éthérées de l'atmosphère.....

Telle est, en regard des effets de composition et de décomposition chimique constituant, au fond, l'altération des produits minéraux et végétaux par les divers éléments atmosphériques, la raison physiologique de la diversité d'action sur nous de causes morbides auxquelles nous sommes tous également soumis. C'est là le premier point de la question, mais non le plus important pour l'objet de nos recherches. A ce point de solution de la question des épidémies, nous ne voyons point encore le moyen de modifier l'action inflexible du miasme épidémique et d'utiliser à notre profit ces premiers enseignements puisés dans la simple observation des faits; or, tel doit être notre principal objet.

L'action du miasme, comme nous l'avons dit, réside dans la condition particulière des sujets qu'elle atteint. C'est là, exclusivement là, qu'il faut, en conséquence, reporter notre attention et établir le champ de nos observations; parce que c'est par là seulement que nous pouvons utilement protéger, contre toute épidémie, l'économie qu'elle tend à envahir. Ce qu'il nous importe surtout de connaître, à cette fin, c'est comment le miasme morbide la pénètre, c'est la voie par laquelle il s'y introduit.

A l'égard des corps spécialement soumis à l'empire des lois physiques, il ressort de ce que nous venons d'exposer que le moyen le plus sûr de les préserver de l'action d'une cause physique serait de les en isoler, s'il se pouvait, ou de restreindre, autant que possible, l'effet de leurs rapports en modifiant de part et d'autre les éléments sur lesquels ils s'exercent. — Mais ici les conditions ne sont point telles ; nous n'avons rien à faire du côté du miasme. — Son union intime avec l'air, qui lui sert en quelque sorte de véhicule, et qui est lui-même aussi l'élément le plus étroitement lié à notre conservation, constitue, pour l'élément morbide, une retraite où il ne nous est pas permis de l'attaquer. C'est du côté du dynamisme vital, ou élément physiologique, que nous devons exclusivement diriger notre attention et nos moyens; c'est dans ce principe, où nous avons déjà trouvé l'origine des exceptions épidémiques, que nous devons en trouver à la fois la raison et le remède prophylactique.

Dans quel état interrogerons-nous le dynamisme vital, pour en avoir la réponse que nous souhaitons? Irons-nous, dans l'histoire des diverses épidémies, recueillir le caractère de chacune, et, en rapprochant ces caractères de la condition physiologique particulière des sujets qu'elle a spécialement atteints, chercher dans ce rapprochement, et la comparaison qu'il pourra nous permettre, la raison du fait qui nous intéresse; c'est-à-dire, irons-nous demander, à la condition de rapport du miasme épidémique avec la constitution des sujets qu'elle atteint, la raison des exceptions, d'où pourrait surgir pour nous la connaissance de la voie de prévention et de guérison, objet final de nos recherches? Comme moyen auxiliaire ou confirmatif, nous pourrions recourir à cette voie; mais, comme moyen de solution, elle nous a paru confuse, obscure, embarrassée. Une autre voie plus droite, mieux éclairée, plus sûre, s'est offerte à nous, qui va nous permettre de pénétrer au sein du dynamisme vital, d'y observer, d'y suivre, dans ses caprices ou préférences, le miasme que nous y aurons nous-mêmes introduit, et d'arriver ainsi à la solution palpable de la question qui nous occupe. Mais avant, il faut, relativement à l'origine et à l'existence du principe vital que nous voulons observer à l'état actif de dynamisme dans les diverses conditions où nous aurons à l'apprécier, nous munir de notions indispensables à la justesse de nos appréciations. Or, ces notions, c'est à la source seule de la vie que nous devons les puiser pour les avoir exactes et précises.

Commençons donc *ab ovo*, comme on dit, et voyons, *in principio*, dans quel état s'offre à nous le dynamisme vital : lorsque l'œuf humain, dans l'acte de sa fécondation, a été animé du principe de vie, qu'il en a été empreint et comme imprégné dans toutes ses parties, il puise et reçoit au sein de sa mère, de la vie de laquelle il participe, ce premier développement qu'il offre à sa naissance. Jusque-là, le principe de vie dont il est animé n'a guère servi qu'à appliquer aux premiers développements de ses formes, les éléments nutritifs qu'il recevait de sa mère. Tout ce qui se passe en lui d'action et de mouvement, pendant le temps de la gestation, que, suspendu au sein de sa mère, il vit des seuls produits qu'il en reçoit tout préparés pour l'assimilation, ne peut pas nous fournir d'idée sur l'état actif du principe vital dont il est animé : ce principe ne peut être conçu qu'à l'état d'abstraction pendant cette première période. Suppléé par sa mère dans tous les actes importants de sa nutrition, tout ce qui s'est opéré en lui, tout le développement qu'il a acquis aux dépens et par l'office de sa mère n'a eu pour effet, comme il n'avait pour but, que de disposer ses organes à fonctionner eux-mêmes quand le développement et la conservation de l'organisme seraient dévolus à leur propre activité. Tout ce qui a pu *s'exercer* chez le fœtus, au sein de sa mère, toutes les parties de l'organisme qui ont pu préluder, sous la protection de la mère, à un commencement d'action, se montrent telles quelles à sa naissance, elles déposent du progrès qu'il a fait jusque-là, constituent l'être, en un mot, à l'état où nous le voyons à l'époque où il vient au monde. C'est par degré, insensiblement, et presque toujours suppléé par la mère, que ce premier développement s'est accompli ; et la portion de l'organisation où on l'observe est celle qui est étrangère aux fonctions de relations extérieures auxquelles aura plus tard à satisfaire l'organisme dans le travail complet de l'économie. Aussi voyons-nous, à la naissance, tous les organes devant servir à ces relations, jusque-là étrangères à l'enfant, dans une complète incapacité, relativement du moins à ce qui leur manque pour fournir à l'activité des fonctions qui leur sont dévolues dans l'économie et qu'ils y auront bientôt à remplir. Ces organes, qui n'ont dû ni pu s'exercer avant la naissance, frappés, pour cette raison, d'incapacité à cette époque, sont, avons-nous dit, les organes de nos relations avec l'extérieur : le cerveau, les sens et les muscles de la locomotion. Constatons leur état à cette origine de l'existence et suivons-y le développement du dynamisme. Cette étude de phénomènes qui se passent sous nos yeux nous

2

éclairera sur la marche de ceux qui se sont accomplis au sein de la mère et confirmera nos présomptions à l'égard de ces derniers.

Nous avons dit que c'est par degrés insensibles que le principe vital passe de l'état abstrait de propriété à celui d'action ; voyez en effet ce qui a lieu pour les organes de relation : dans ces premiers temps de la vie, l'enfant, aussi empêché de faire servir aux fonctions de sustentation, de progression, les muscles dont il est pourvu à cet usage qu'il le serait de digérer par le cerveau, n'est, dans toutes les parties de son être *non encore exercées*, doué du principe de vie qu'à cet état général tout à fait nul pour les effets particuliers qu'on en attend. C'est une propriété en simple état de puissance. C'est l'eau contenue dans le réservoir à laquelle il manque encore les conduits ou canaux divers qui doivent en préciser et en diversifier l'usage ; c'est la vapeur avant que l'art n'ait appris à en diriger et en multiplier les applications. De ce dynamisme approprié aux diverses fonctions où il doit servir, de ce dynamisme qui fait que l'œil voit, l'oreille entend, que le cerveau perçoit, compare et juge, il n'y en a point encore ; il est à naître dans ces parties ; nous allons voir ce qu'il est et comment il s'y forme et s'y établit. A défaut des facultés qui en procèdent et en attendant leur développement, la mère y supplée. Par la continuation de son office à l'enfant sorti de son sein, elle voit, pense, marche pour lui, comme elle continue encore d'aider à sa digestion par l'élaboration toute faite des sucs nutritifs qu'elle lui fournit ; elle permet ainsi au ressort de ses facultés de se développer, de se monter, de se tendre peu à peu, ce qui se fait par l'*exercice* dont ses soins règlent le progrès insensible sur le plan et les enseignements de la nature. L'effet dynamisateur d'un exercice graduellement croissant me semble comparable, pour en faire concevoir l'idée, à l'effet d'un mouvement partant du pivot ou point central où serait fixé une spirale, et qui irait en s'agrandissant jusqu'à son extrémité, comme les cercles produits sur une surface liquide par la chute d'un corps pesant. C'est par l'exercice graduellement établi, puis habituel, c'est-à-dire constant et soutenu, que le dynamisme vital se forme et se maintient au degré de son appropriation aux fonctions diverses de l'économie. Otez ce balancier, la force est comme n'étant pas ; elle est nulle, et vous l'annuleriez encore plus sûrement (notez ce point) en immobilisant son mouvement qu'en l'exagérant. C'est à cet exercice graduel, que nous avons assigné pour origine au dynamisme, que celui-ci va devoir son institution réelle avec sa première impulsion. L'exercice sera désormais pour lui son état vrai, sa véritable condition d'existence. Si vous en pouviez douter, imaginez, d'une part, ce que seraient les organes des relations extérieures chez un sujet élevé, s'il était possible, dans l'éloignement ou l'isolement de tous les éléments de leur activité ; et, d'autre part, considérez comme contre-épreuve de la même vérité ce que deviendraient les mêmes organes auxquels vous soustrairiez ces éléments, dont ils auraient connu l'usage. Dans notre première supposition, le dynamisme fonctionnel ne serait pas né, — *point* de fonction. Dans la seconde, il se perdrait, il cesserait d'être, — *plus* de fonction. C'est donc l'exercice qui le constitue en puissance comme en activité. Il est tout ce que l'exercice le fait être ; rien sans lui, hors de lui. On a dit souvent que l'habitude était une seconde nature, au point de vue du dynamisme vital ; — il y a longtemps que nous disons, nous, qu'elle est la nature primitive elle-même ; que la nature n'est que l'habitude, comme l'habitude, à son tour, gît tout entière dans l'exercice soutenu ou répété avec gradation et mesure. Or, voyez comme s'institue dans les organes le dynamisme propre à chacun : du cœur, ce point saillant qui est comme le pivot central auquel nous avons supposé fixée la spirale dont nous parlions tout à l'heure, part, dans l'organisme, la première impulsion du mouvement visible, qui se répète, s'étend et se communique à tout l'organisme, dont toutes les parties fonctionnent sous cette impulsion première, sans relâche, jusqu'à sa fin. Suivez, dans ses effets ou ses conséquences, cette impulsion première, vous en verrez naître tous les phénomènes de la vie intime dont les mouvements se règlent à ce grand balancier. — Vous verrez, dans les cas de désaccord de cet ensemble de mouvements harmoniques constituant la santé, quand la nature est laissée à la liberté de son action spontanée, l'exercice se ranimer sur le point empêché, l'harmonie s'y rétablir sous l'impulsion nouvelle, accrue à cet effet (état fébrile), de ce centre vital, de cette origine tout ensemble du mouvement et de la vie.

Mais ce n'est pas de ces opérations mystérieuses, qui se sont accomplies au sein de l'œuf humain, et, en quelque sorte, hors de la portée de notre observation, que nous voulions procéder, pour montrer, dans l'exercice, l'origine ou la source du dynamisme ; c'est dans les phénomènes accessibles à l'action de nos sens que nous devons puiser cette connaissance. Pendant la période de temps que l'enfant passe dans les bras et sur le sein de sa mère, ou posé par elle sur des coussins pour y reposer, voyez ses membres, ainsi soutenus et dispensés de tout effort, de tout travail, procéder ainsi, par degrés insensibles, au développement de ce dynamisme auquel ils vont devoir bientôt la faculté de satisfaire par eux-mêmes aux fonctions qui leur sont départies dans l'économie. — Voyez, dans une période de temps plus ou moins longue, mais toujours nécessaire, les divers éléments avec lesquels nos sens doivent être en rapport, pénétrer insensiblement et par degré le voile protecteur placé par la nature au-devant de chacun de leurs organes pour modérer sur eux, dans le principe, l'intensité d'une action qui, pour être appropriée à l'éclosion du dynamisme qu'elle veut y faire naître ou développer, doit être faible d'abord, graduel et soutenu, condition qui est également celle du calorique appliqué à l'éclosion de l'œuf pendant le temps de son incubation, — et, il faut le reconnaître, qui est celle de tous les faits, visibles pour nous, de création ou de développement de forces quelconques. Les observations particulières à notre sujet, généralisées à tous les cas auxquels elles s'appliquent et réunies à tous les faits qui s'y rapportent, établissent la théorie de ces faits et instituent, avec leur concours, la loi de dynamique naturelle la plus fondamentale.

A ces observations, qui nous font en quelque sorte assister à la naissance du dynamisme, j'ajouterai, pour confirmer la puissance réellement génératrice de l'origine que je lui attribue, les remarques suivantes, qui déposent de la même vérité : ainsi voit-on le dynamisme, né de l'exercice, s'éteindre dans le repos, — ne se ranimer ou ne se relever d'un épuisement extrême, quelle qu'en soit la cause, que par l'exercice approprié que nous avons vu présider à sa naissance.

Ces principes, préliminairement posés, entrons, avec l'élément toxique des épidémies, dans l'organisme humain, ce petit monde, image exacte du grand monde où le miasme invisible, insaisissable, dérobe à notre investigation la raison de ses rigueurs inégales. Peut-être, par cet artifice, nous sera-t-il plus aisé d'y suivre et d'y montrer, dans une clarté suffisante, le fait d'épidémie, objet de nos recherches. Commençons par rappeler quelques faits hors de doute sur lesquels nous devons établir nos démonstrations : l'agent médicamenteux qui sert au rétablissement de la santé chez l'homme malade — peut en troubler l'harmonie chez celui qui se porte bien. Si ce fait n'a pas la même évidence apparente dans tous les cas, il est mis hors de doute, pour les cas obscurs, par l'irrécusable évidence des autres, auxquels seuls nous emprunterons nos exemples. Ainsi, les poisons qui fournissent nos médicaments les plus héroïques sont aussi les plus énergiques perturbateurs de la santé. — Par quelle cause qu'ait été dérangée l'harmonie de la santé, le principe du dérangement, quels qu'en soient aussi le siége et les symptômes, est nécessairement le même : c'est toujours parce que les conditions de la santé, parce que l'économie de l'état normal ont cessé, que le trouble apparaît; proposition qu'il ne saurait pas plus y avoir d'hésitation à admettre que de témérité à avancer, car elle équivaut à affirmer que la raison pour laquelle nous sommes malades est l'inverse ou le contraire de celle pour laquelle nous nous portons bien. — Affirmation qui revient elle-même à celle-ci, que n'eût pas désavouée la logique si simple à la fois et si sûre de M. de la Palisse : que nous sommes malades par la raison que nous ne sommes pas bien portants. Si donc j'apprenais pourquoi je suis bien portant, dans un cas donné, je saurais bientôt pourquoi je suis malade, dans le cas contraire. Ces conditions connues du premier de ces états nous mèneraient à la connaissance de celles de l'état opposé dans tous les cas; et, éclairés ainsi sur la maladie par la santé, sur la santé par la maladie, nous saurions pourquoi on est malade, pourquoi on ne l'est pas; le moyen de s'empêcher de le devenir dans une circonstance donnée nous serait révélé par celui qui nous en préserve naturellement, et nous arriverions ainsi à la perfection de l'art, — instruits à l'école de la nature, par l'expérience et l'observation. Que nous enseignent donc, sur ce point, l'observation des faits et le témoignage de l'expérience? Leur enseignement, qu'il nous importe de recueillir, est celui-ci : Parmi les maladies épidémiques, il en est dont l'économie ne subit qu'une fois les atteintes, d'autres dont elle peut être atteinte plusieurs fois. Celles-ci cependant n'affectent guère le même sujet qu'une fois dans le cours de la même épidémie. S'il est à ce fait des exceptions, elles sont fort rares, si rares même, comparativement à la fréquence possible de la cause générale à laquelle on les attribue, qu'on peut inférer de cette rareté le caractère fondamental du principe qui les exclut. C'est dans de tels cas qu'on peut réellement dire que l'exception confirme la règle. Les affections épidémiques, dont notre économie n'est atteinte qu'une seule fois dans le cours de la vie, sont surtout celles dont le caractère est contagieux. Celles-là ont leurs principales manifestations et leur solution vers la peau. L'une d'elles, la variole, trouve, dans l'inoculation antérieure du virus qui la produit, un moyen qui prémunit l'économie contre son retour. La vaccination, moyen analogue à celui de l'inoculation du virus variolique même, est, pour tous les sujets, pour ceux même qui déjà ont subi cette opération au début d'une épidémie, le moyen le plus sûr et le plus généralement reconnu de les en préserver.

Après toute épidémie, on a remarqué que les maladies endémiques ou autres étaient plus rares que de coutume, moins longues et moins fâcheuses.

Les craintes personnelles d'un médecin en présence d'une épidémie n'accusent pas moins son ignorance que la pusillanimité de son caractère, car il est avéré que l'habitude des influences délétères au milieu desquelles sa vie se passe constituent pour lui une continuité d'actions à l'épreuve desquelles son économie se fait et se fortifie, — à tel point qu'on pourrait dire que tout médecin emporté par une épidémie est une victime de la peur, si la dépression puissante opérée par celle-ci sur la vie n'avait pas d'autres causes dont un médecin n'a pas de raison d'être plus exempt que les autres hommes.

Il est, à l'égard des effets des poisons, un fait analogue dès longtemps reconnu et cité, bien que son inintelligence ait fait varier à nos yeux son degré de certitude: c'est le fait d'innocuité d'un poison dont on a fait depuis longtemps usage *à dose insensible*.

Nous aurions été heureux de pouvoir ajouter à ces faits une série de faits analogues que nous eut fournis peut-être une thèse récemment présentée à l'école de Paris. Mais l'effroi qu'éprouve cette pauvre école pour tout ce qui procède de l'inoculation, de ce principe envahissant qui résume à lui seul tout l'art de guérir, ne lui a pas permis d'admettre dans son sein un tel sujet de discussion (1). Le candidat, jeune homme instruit et fort capable, a été, dit-on, renvoyé, jugé indigne d'entrer dans l'illustre corps, pour s'être permis des considérations tendant à agrandir le domaine de l'inoculation en étendant à la syphilis l'application de ce principe... Oh! qu'un tel jugement justifie bien la sottise proverbiale de l'*esprit de corps!* et comme il rappelle merveilleusement, dans la circonstance, ces horripilations irrésistibles qui s'emparaient d'un de nos rois à la vue de son héritier!...

Pour tout sujet exposé à une épidémie, un bon régime, dans toute l'extension de cette condition hygiénique, est un prophylactique précieux en soi et un auxiliaire des plus puissants aux remèdes proprement dits; il répand, dans l'économie en général, cette puissance dynamique que les remèdes appropriés excitent plus particulièrement sur le point de leur action, et en assurent ainsi les bons effets, quand il ne suffit pas seul à la réalisation de ce résultat. — On a remarqué que les maladies endémiques préservent des maladies épidémiques, et que les naturels d'un pays où une affection est endé-

(1) Dans une thèse présentée au concours par M. Marchal de Calvi, pour la chaire d'hygiène: beau travail dont j'aurais pu faire profiter le mien, s'il me fût parvenu avant que celui-ci ne fût imprimé, je lis, page 110, cette note, curieuse dans la circonstance: « J'omets à dessein de parler des virus à l'occasion des causes spécifiques des épidémies: on comprendra facilement pourquoi. »

mique ont relativement, et sous tous les rapports, beaucoup moins à en redouter que les étrangers, — etc.

A ces faits, purement pathologiques, la physiologie hygiénique nous permettrait de joindre une masse d'autres faits d'une vérité incontestable, procédant vraisemblablement du même principe et ayant même signification, lesquels, *à notre point de vue particulier*, nous mettraient immédiatement sur la voie de leur application pratique : tels que le calme de l'appétit et de la soif par les moyens les plus propres à satisfaire l'un et l'autre ; le bonheur de l'amant près de l'objet de sa passion ; le repos de l'avare auprès de son trésor ; le bien-être de l'homme triste dans le silence de la retraite ; celui de l'homme de plaisir au milieu des fêtes et des jeux ; du savant dans sa bibliothèque ; de l'homme religieux dans le recueillement et la prière, etc. ; tous exemples qui nous offrent des situations physiologiques où l'accessibilité de nos organes aux influences qui agissent sur eux, leur réceptivité pour ces influences, cesse ou se calme momentanément, conformément à la loi vitale la plus universelle, lorsque les besoins qui se rapportent à ces facultés sont satisfaits ; de telle sorte que cette cessation ou ce calme peut toujours être la preuve de cette satisfaction. Nous pourrions même, à cette occasion, consigner ici la remarque que la satisfaction de ces appétits, de ces passions, de ces réclamations diverses de la nature, ne saurait avoir lieu plus convenablement qu'au moyen d'agents ou éléments parfaitement harmoniques à cette même nature ; à tel point que le sentiment des besoins qu'ils sont le plus propres à satisfaire pourrait, même en l'absence de ces besoins, être excité ou ranimé par eux. Mais nous négligerons ici ces considérations, tout importantes qu'elles sont, à notre point de vue partiulier. Cet écrit s'adresse aux médecins de toutes les écoles; nous nous sommes imposé d'y rester en dehors de toute théorie, sur le terrain commun de l'observation et des faits. Or, en voici un des plus remarquables et des plus généralement avoués, malgré son étrangeté et l'étonnement dont il est l'objet; fait extraordinaire, fait contradictoire, dit-on, parce qu'il est incompris, mais que l'importance extrême des conséquences qui s'y rattachent rend digne, à tous ces titres, de notre plus sérieuse attention. Ce fait est celui-ci : La force proprement dit, la force telle qu'on s'en fait l'idée, telle qu'on s'en représente les attributs, comme puissance de résistance et de lutte, telle qu'elle s'offre à nous ou que nous la voyons dans un beau développement musculaire, une riche et brillante habitude extérieure; cette force, faible garantie contre les maladies et la mort, dont il a même semblé qu'elle fomentât les mauvaises dispositions, qu'elle activât la marche, et, bien souvent, qu'elle précipitât l'issue funeste, a *constamment été reconnue étrangère, comme condition d'immunité*, à la constitution des sujets préservés dans les épidémies. Ceci est un fait mis hors de doute par l'observation et l'expérience. Ce fait étant contradictoire à toutes les notions que nous avons des choses, il a fallu, dans l'obligation de l'admettre comme fait, y suppléer pour l'explication des phénomènes qu'on ne peut pas lui attribuer. On a, en conséquence, eu recours à l'expédient ordinaire et commode des distinctions... On a distingué dans l'économie diverses espèces de force, l'une appropriée à telle résistance, l'autre à telle autre, etc.; distinction qui a conduit à une suite d'aberrations, de déviations du sens commun qui font mal à s'y arrêter. Passons vite, et rentrons dans l'observation pure et simple. On a remarqué, disons-nous, que la force, telle qu'on l'entend, était nulle, comme puissance préservatrice, contre le fléau épidémique. Il est des épidémies qui sévissent plus spécialement sur un sexe, sur un âge, sur telles ou telles conditions particulières, exceptionnelles, devenues constitutionnelles des sujets qu'elles atteignent; mais dans l'espèce, dans ces diverses conditions individuelles, l'énergie qui se montre, qui se voit, se mesure; l'état des forces sensibles, appréciables, a été sans influence, et dès lors ne peut entrer aucunement en considération. Chose étrange, se dit-on, en renvoyant à regret ce fait capital au dépôt général des *anomalies*, avec tant d'autres faits, principes incompris, également contrariants, gênants à notre ignorance, et, pour cette raison, jetés par elle à cette espèce de rebut des faits, en attendant que l'encombrement d'erreurs nées de leur absence dans la science à laquelle ils appartiennent, que le hasard, ou l'heureuse direction du génie investigateur, les en tirent. Puisque ce n'est pas la force qui préserve les sujets dans une épidémie, qu'est-ce donc? Qu'est-ce que l'épidémie attaque en nous? Qu'est-ce qui peut nous en défendre? Avec quoi lui résistons-nous? Où est l'élément que nous lui opposons, ou qui, à notre insu, nous protége contre ses atteintes ou nous y soustrait?... Qu'est-ce que nous appelons force en général, puisque, telle que nous l'entendons, son application au cas spécial n'explique rien, est de nulle valeur?... Ce qui préserve d'une épidémie, c'est tout simplement de ne pas se rencontrer sous ses coups, de ne point se trouver dans les conditions qu'elle atteint... Puisqu'il ne peut être ici question de force, mais de condition spéciale indépendante de toute idée de force ; puisqu'il ne peut y avoir ni Goliath, ni Samson, ni Hercule qui tiennent devant ses coups, non plus qu'une femme ou un enfant, quand elle les frappe ; qu'il est même de remarque fort singulière, dit-on encore (anomalie), que les épidémies épargnent plus volontiers les sujets faibles, malades ou convalescents ; et que, dans leur pitié généreuse, elles semblent même prendre sous leur protection plus spéciale ceux qui viennent d'acquitter le tribut réclamé par elles ; qu'y aurait-il donc à faire pour se sauver des atteintes d'une épidémie? Ce serait, s'il se pouvait, de se faire femme quand ce sont les hommes qu'elle atteint ; — enfant quand ce sont les vieux ; — toujours autre que ceux où elle prend ses victimes ; — et, pour tout dire en un mot, se placer dans la condition de ceux qu'elle épargne... Voilà encore une de ces vérités bien simples. — Mais toute vérité a ce caractère. Apprenez, sachez, dites-vous pourquoi tel animal respire, se nourrit et vit au sein d'éléments pour nous infects et délétères ; pourquoi tels autres s'alimentent évidemment de végétaux, poisons pour nous ; pourquoi tant de besoins, d'appétits, de goûts différents, réclament, comme condition de satisfaction, autant de moyens spéciaux et divers. Expliquez-vous la raison des goûts différents de l'homme en santé et en maladie ; pourquoi ce qui est aliment dans le premier état devient poison dans l'autre, *et vice versâ*. Cherchez la raison de toutes ces choses ou accueillez avec simplicité et bonne foi celle qu'en a donné, si simple et si vraie, le grand poëte qui résout toutes ces difficultés dans ce vers admirable :

Commutantur ibi positurœ principiorum...

Vous saurez alors pourquoi telle condition est exceptée, telle autre atteinte, sous l'action de la même influence, et vous ne vous obstinerez pas à fermer les yeux à la lumière d'un gaz récemment découvert, je suppose, plutôt que de marcher à la clarté de ses rayons. Nous avons eu de la force, en physiologie, l'idée la plus fausse; et notre erreur, à cet endroit, étant fondamentale par la nature de son sujet, s'est répandue sur tous les points de la science où la question du dynamisme est intervenue.

Tout est relatif dans le monde. Il n'y a d'absolu que son auteur, parce qu'il est hors de toute comparaison.

Une cause épidémique a ses conditions d'action en rapport avec telle condition d'êtres dans la nature. Celle-ci affecte tels animaux dans telles conditions particulières de classe, d'espèce, d'âge, de sexe et de dispositions individuelles ; et laisse les autres à l'abri de ses coups, — à part une émotion légère et fugitive plus ou moins ressentie par ces derniers, selon leur plus ou moins de rapprochement des conditions spécialement atteintes ; comme on voit, dans un tremblement de terre produit d'une vaste éruption volcanique, l'ébranlement qui a tout bouleversé au voisinage, retentir encore, mais faiblement, et comme simple manifestation sur les points éloignés; dernier terme où vient s'éteindre la commotion. —

Revenons maintenant à la supposition que nous croyons propre à mettre notre idée en plein relief :

Le mode de développement du dynamisme nous étant connu, pénétrons avec un agent pathogénétique, qui représente, dans notre esprit, toute cause ou miasme morbide, épidémique ou autre. Après un temps plus ou moins long, un certain nombre de symptômes essentiels apparaissent sous son action, qui, répétés par les mille échos des sympathies, vont successivement, et de proche en proche, se répandre plus ou moins à tout l'organisme. Ces symptômes affectent, dans l'économie, tels organes et non tels autres, qui, bien que parties intégrantes du même tout, animés d'une vie générale et commune, ont leur individualité dans l'économie à laquelle ils appartiennent, comme les diverses espèces d'êtres ont la leur dans le monde. Cet exemple va nous offrir, renfermée dans ce petit monde qu'on appelle l'organisme humain, la scène qui se passe et se renouvelle à chaque événement dans le grand monde extérieur : — chaque organe, à part soi et par le concours synergique de tous ceux que leur rapprochement, leur intimité, rend plus ou moins amis, intéressés, solidaires, s'occupent à élaborer, digérer ou éliminer le principe délétère qui a spécialement atteint l'un d'eux, etc. Je ne redirai pas ici tout ce que, dans ces cas, l'observation de la nature offre à l'art de moyens ou procédés salutaires à imiter pour seconder le travail curatif vers lequel tendent et conspirent toutes les aspirations de l'être ou de l'organe souffrant. C'est de prévention qu'il s'agit ici, non de guérison ; non de remédier au mal, mais de l'empêcher. Comment l'empêcherons-nous? La réponse est tout entière dans les réflexions qui précèdent : en modifiant la condition des êtres qu'on veut appeler au bénéfice de l'exemption ; en la rapprochant, autant que possible, de la condition exceptée. Ce qu'il y a de possible à cet égard nous semble contenu dans le précis historique que nous avons *tracé* précédemment du dynamisme, dans toutes les phases de son origine à sa fin; lequel, avons-nous dit, naît ou se développe originairement et toujours (tant que subsiste *un fond de vie* dans l'économie), de l'action modérée, graduelle et soutenue, sur une partie quelconque, du stimulant approprié à son organisation. Nous savons, d'une part, que le dynamisme, ainsi connu dans son mode de développement, n'est rien autre que ce que le fait l'habitude; nous savons d'autre part, comme fait d'observation clinique, que les émanations du mal, si l'on peut ainsi dire, sont favorables à sa préservation; d'autre part enfin qu'un bon régime hygiénique, comme moyen subsidiaire, est un auxiliaire utile à la circonstance. — Eh bien! tout est là, de par l'observation, l'expérience et la logique. Le nier, ce serait se rétracter sur des faits constants et des vérités avouées, convenues. Et la conséquence? la conséquence, la voici : Trempez les sujets que vous voulez préserver dans l'élément imprégné d'émanations analogues à celles dont est protégé, contre le retour du mal, le sujet qui vient d'en subir les atteintes; plongez-les dans cet élément comme dans les eaux d'un baptême régénérateur; élevez leur dynamisme, je ne dirai point à la hauteur (car il n'y a ni hauteur ni abaissement à considérer en fait de dynamisme), mais au diapason du sien. Rendez leur condition le plus semblable à la sienne, car l'harmonie est dans la similitude. A l'imitation de ce qu'on a si heureusement fait pour la petite vérole par la vaccine, inoculez à leur économie, dans des proportions sages et mesurées, le principe du mal lui-même, son arome..., et, à défaut de ce principe éthéré, invisible, insaisissable, cherchez, dans le trésor de notre pharmacodynamique, l'agent le plus propre à le remplacer, à le suppléer *en l'imitant* dans ses proportions infimes, condition rigoureuse de son efficacité. — Soumettez vos sujets à l'action de cet agent en même temps que vous seconderez ce moyen essentiel et véritablement pivotal, par l'indication d'un régime diététique, sage, modéré; sur tous ses points bien ordonné et confortable, — vous aurez satisfait, dans l'espèce, à toutes les conditions de la prophylaxie. . . . .

Que si, à l'aspect inattendu du principe homœopathique imposé à nos déductions, par les faits d'où il procède, la raison surprise de nos collègues allopathes, au lieu de se rallier pour cela au principe que ces faits avérés proclament, rejetaient, à cause de ce principe, la conclusion logique à laquelle les faits nous ont conduit, nous allons, avec ces collègues, et par une voie qui leur est familière, arriver, je le crains bien, aux mêmes conclusions.

Rappelons d'abord les points de la question sur lesquels il n'y a entre nous aucune dissidence : le dynamisme vital, dont nous avons indiqué l'origine et le développement, constitue cette force conservatrice et protectrice de la vie diversement désignée par les physiologistes dans le sens de sa résistance à la maladie et à la mort. Qu'ils se rappellent, avec cette origine et cet attribut du dynamisme vital, ce fait d'observation irrécusable dont l'admission, malgré l'étrangeté qu'on lui trouve, confirme doublement la vérité : que les épidémies prennent leurs victimes dans tous les rangs et dans toutes les conditions de la société; parmi les constitutions frêles et chétives par pénurie d'excitation vitale, comme parmi celles dont l'éclat apparent, né d'excitations superflues (comme ce faste trompeur, vaine et dernière manifestation d'une fortune dissipée dans des dépenses excessives), justifie au fond, bien souvent, plus de dénûment réel que de richesse véritable. Qu'ils considèrent que cet état d'énervation et d'épuisement de la vie, qui constitue partout et toujours, quelle qu'en soit l'origine, ce défaut d'énergie réactionnaire qui livre les sujets sans défense aux atteintes des maladies, peut se rencontrer dans toutes les conditions sociales. — Que, si l'on peut croire que tout sujet, de quel âge, sexe ou constitution qu'il soit, lorsqu'il n'est point atteint par une épidémie, doit cet avantage au bon état de ses propriétés vitales, et que c'est à la condition opposée, malgré le témoignage trompeur des apparences à l'endroit de la santé proprement dit, qu'est due la sujétion des autres aux diverses influences morbides; — et qu'ainsi, pour faire jouir ceux-ci du bénéfice dont jouissent les premiers, il convient d'appareiller leurs conditions; — et, à cette fin, de remonter le système économique de leur force par des moyens appropriés aux miasmes dont on veut qu'ils dominent les atteintes; — que cette précaution, indispensable à quelques-uns, parmi ceux qu'on y soumet, plus ou moins utile aux autres, ne peut nuire à aucun; et que, dans l'incertitude où l'on est de la véritable situation de chacun en présence du fléau redouté, il y a tout avantage et toute raison à appeler l'universalité des êtres aux bienfaits d'une pratique souvent nécessaire, toujours utile et jamais offensive; et qu'enfin le procédé naturel par lequel l'art peut, à son instar, réaliser ces avantages, est, ainsi que nous croyons l'avoir démontré, l'emploi répété d'un excitant spécial, réduit, par une atténuation suffisante, à son principe purement dynamique. — Ils seront nécessairement amenés, par cette suite de considérations, à faire, à tous les sujets, l'application prophylactique d'agents tels que les offre et peut seule les offrir à notre choix intelligent la posologie de notre pharmaco-dynamique. Ils associeront à cette pratique un régime sain et confortable, et arriveront ainsi, comme je l'avais prévu, au résultat où nous a conduit précédemment la considération de l'immunité acquise à tout convalescent d'une affection épidémique, et la raison, pour l'art, d'imiter ce procédé de la nature.........

Un mot, en finissant, sur les épidémies du règne végétal. Le système précédemment exposé sur le mode d'*excitation graduelle, insensible*, qui préside, chez nous, à l'institution de la vie, s'étend à tous les êtres de la nature ; et l'observation peut en constater la vérité, sur les végétaux surtout, avec la plus grande évidence. Nous ne saurions donc chercher ailleurs que dans ce qu'offre de possible l'application à la condition végétale de ce que nous avons dit de l'homme, le moyen de venir en aide à l'agriculture dans la question des épidémies ; question grave, qu'assombrissent encore les funestes prévisions de la science.

En fait d'épidémie végétale, la médecine réside tout entière dans la prophylaxie. Lorsqu'une maladie épidémique *nous apparaît* sur les végétaux, le caractère de l'affection est déjà tout à fait incurable. Il semble qu'elle ne fixe notre attention que lorsque le mal est arrivé à ce degré d'incurabilité, dernière période, terme final d'un mal auquel nous n'avons pris garde peut-être que lorsqu'il nous a en quelque sorte touché, atteint nous-mêmes dans nos intérêts, par la détérioration ou la perte des produits qu'il enlève à nos besoins. Déjà l'on voit, sur les parties atteintes, ces champignons indices de mort des tissus à la surface desquels ils naissent et végètent. Si le mal est alors constamment sans ressource, c'est donc à le prévenir que l'art surtout doit s'attacher. Vainement prétendrait-on que la naissance des champignons est due à des sporules microscopiques transportés par les vents et déposés sur les végétaux, où ils se développent. Cela ne prouverait rien contre la caducité de ces végétaux, où ils trouvent les conditions de leur développement *jusqu'aux racines*, évidemment hors de l'action des vents, qui n'ont pu y déposer la semence de ces cryptogames. Le fait douteux du transport des sporules par la voie de l'air perd, par là, beaucoup de sa vraisemblance. Mais cette cause matérielle fût-elle vraie, et dussions-nous même admettre avec une égale probabilité, au nombre des causes réelles du fléau épidémique, les modifications nécessaires imprimées par le temps à notre globe, son refroidissement, les influences météorologiques et géologiques, la condition sidérale où se trouve notre planète, l'épuisement progressif de son atmosphère en raison de l'épaississement de sa masse, toutes causes exerçant fatalement leur part d'action dans le phénomène de l'épidémie ; elles n'auraient, pour nous, la valeur qu'on voudrait leur attribuer qu'autant que *tous* les sujets, nécessairement placés sous ces mêmes conditions physiques, seraient *tous* également atteints. Mais il n'en est point ainsi, heureusement : l'immunité dont jouit le plus grand nombre des végétaux à côté de ceux affectés nous donne, comme dans les épidémies qui affectent les animaux, la confiance que les craintes exprimées à cet égard ne se réaliseront pas. Nous aurions toujours à rechercher, dans ce cas, la raison de cette exception en faveur des végétaux non atteints ; et ces recherches nous ramèneraient à la reconnaissance obligée du fait de caducité, d'adynamie, comme condition vitale des sujets, qui dispose particulièrement ceux-ci à l'élection funeste des causes épidémiques. Notre opinion ainsi justifiée sur la cause essentiellement dynamique des épidémies végétales, il y a donc pour nous raison d'étendre à ces épidémies le procédé prophylactique précédemment exposé. Pour cela, à quelle pratique applicable à la condition des végétaux l'analogie pourra-t-elle nous conduire? Aucune expérience ou essai expérimental n'a été tenté pour constater l'effet du mélange avec le sol où ils végètent, de substances capables de déterminer en eux des maladies spéciales dont les symptômes puissent nous guider dans le choix de nos moyens. Mais, à défaut d'agents tout à fait spéciaux, dont la recherche utile nous procurera un jour, peut-être, cette connaissance, nous en avons de généraux bien connus, que nous pouvons employer avec une certaine confiance. Nous connaissons l'énergique influence sur la végétation de quelques agents essentiellement nocifs, dont il ne s'agit que de fixer la mesure, régler et modérer l'usage, atténuer ainsi la violence, pour en faire, dans l'espèce, de précieux modificateurs du dynamisme végétal. Nous nous occuperons donc moins de dépouiller la semence des souillures dont on s'est imaginé que la présence était la cause du mal, que de mettre cette semence dans les conditions d'une germination active; moins de frotter, de laver les tiges des feuilles, pour en faire disparaître la poussière génératrice de ces cryptogames microscopiques qu'on dit venue de si loin, et que nous croyons n'être que le produit spontané de l'état de dissolution des végétaux à la surface desquels on les observe, que de procurer au végétal objet de nos préoccupations, les éléments d'une nouvelle vie; de ranimer en lui ou d'y ramener à ses conditions normales le dynamisme, épuisé par une nourriture insuffisante ou superflue; car nous savons que la pénurie, l'irrégularité, l'absence de fructification, peuvent être en lui le résultat d'une végétation faible et caduque, comme d'une végétation luxuriante, excessive. En conséquence, nous l'entourerons de soins directement en rapport avec sa vitalité, conformes à notre étiologie, sur l'origine des désordres à prévenir. Nous réglerons son régime par une préparation intelligente du sol, où manquent ou surabondent des éléments dont nous aurons à régler la mesure; par un labour plus ou moins profond répété et pratiqué en temps favorable à sa plus ou moins parfaite insolation; par l'important essai d'assolements nouveaux. Nous assurerons la bonne germination de la semence par un bon choix et une convenable préparation de celle-ci, au moment de la répandre dans le sol; et, dans les premiers temps de son développement, nous l'aiderons encore par une excitation appropriée des feuilles, procédé qui, plus généralisé, pourrait devenir un précieux auxiliaire aux autres soins dont il convient d'entourer le végétal à sa naissance, cette époque étant, pour tous les êtres doués de vie, la plus décisive pour le succès de nos soins. A l'égard des végétaux ligneux, dont la fructification dépend de la taille, nous réglerons celle-ci pour le temps et le mode plus favorables à la moindre déperdition de la sève, principal élément de la vie végétale. Nous rendrons, nous conserverons ainsi à la terre, à la graine, à la feuille, à la sève, par toutes les voies qui nous sont ouvertes à cet effet, les conditions de vie que le végétal en attend; nous remonterons son dynamisme défaillant; nous affaiblirons, dans la proportion de l'heureux choix de nos moyens, l'effet des influences délétères qui l'oppriment, quelles qu'elles puissent être, et quelle qu'en soit la source ignorée; nous le reconstituerons, en un mot, et le rétablirons, autant que possible, dans les conditions normales de son existence. Nous ferons ces choses, sans préjudice, si l'on veut, d'autres soins moins importants, moins essentiels, dirigés sur la cause matérielle présumée des ravages dont on croirait, par là, prévenir le retour. Nous ajouterons à tout cela, au besoin, la dispersion, à travers les espaces occupés par les récoltes à protéger, de corps à l'état de fine poussière, susceptibles, par leur combinaison avec le sol, d'opérer un dégagement de calorique ou de gaz utiles à la végétation; Et, s'il existait sous la forme vaporeuse, éthérée, miasmatique, un principe connu, identique ou analogue à la cause de l'épidémie, nous ferions bien plus heureusement encore servir cette connaissance à la réalisation de nos vues prophylactiques; — à l'instar de ces peuples qu'un vague et instinctif sentiment de conservation poussait à opposer aux influences pestilentielles d'un fléau épidémique les émanations d'animaux en putréfaction, dont ils dispersaient, à cet effet, les débris dans les champs et les voies publiques; — pratique à laquelle Ramazzini, qui la rapporte, et son célèbre traducteur, Fourcroy, donnent leur approbation, et qui nous semble, à nous, beaucoup moins insensée que le jugement que certains en ont porté.

Déjà l'usage de procédés découlant des principes précédemment exposés a eu le résultat qu'on pouvait s'en promettre : un bon labour, de fréquents assolements, et le soin d'humecter, au moment des semailles, les grains de blé d'une légère solution de cuivre, ont parfaitement préservé jusqu'ici, dans les départements où cela se pratique, la récolte des blés de tout dommage. — Un procédé analogue pour la pomme de terre, qui consiste à plonger celle-ci, au moment de la semer, dans un mélange de chaux et de solution légère de savon noir, a eu pour résultat des récoltes pures et irréprochables, *malgré* l'altération des sujets servant au semis, entachés eux-mêmes de la souillure épidémique..... Qui sait? — peut-être un peu *à cause* de cela. (1) On a, d'autre part, constaté, contre l'infection épidémique de la vigne, les bons effets de la taille faite avant l'hiver. — Et puis on sait partout, et depuis longtemps, l'énergique impulsion donnée à la végétation des prairies artificielles par une légère poussière de plâtre répandue sur leurs feuilles naissantes; — le résultat analogue de la cendre légèrement répandue sur les jeunes feuilles des légumes de nos jardins, etc., etc.

(1) Voir le Mémoire de notre savant collègue et ami, le docteur Muro. — Janvier 1849.

DES

MALADIES CHRONIQUES

HÉRÉDITAIRES.

> Pourquoi ne pas donner à l'enfant nouveau-né, outre une nourriture choisie, comme on fait ordinairement, des remèdes capables d'emporter l'impression héréditaire? Pourquoi ne pas traiter sa nourrice, afin de lui faire teter un lait *chargé de principes* qui puissent s'opposer au progrès du virus inné?
>
> (TH. BORDEU, vol. 1er, page 469.)

Lorsqu'en 1843 je publiai, sous le titre de : *Précis de la méthode prophylactique*, etc., l'exposé succinct d'une pratique médicale préventive que, depuis deux années, j'appliquais et cherchais à répandre parmi mes confrères, je ne sais par quel instinct de prévision, sans dessein arrêté à cet égard, ou sans motif compris par moi dans le moment, je composai ce précis seulement, ou spécialement du moins, pour le public non médecin; comme si j'avais prévu l'opposition que les gens de l'art pourraient apporter à la réalisation du but que je me proposais. La vérité toutefois est que j'étais loin de prévoir, de leur

4

part, une opposition dont, encore aujourd'hui, je ne saurais bien me rendre compte. Je croyais superflu, seulement, d'adresser aux médecins non moins instruits que moi sur cette matière des instructions dont ils n'avaient nul besoin; de leur dire ma pensée, qui devait être la leur, sur l'utilité de répandre l'application d'une méthode toute physiologique et d'observation, dont l'efficacité devait être présumée par eux comme par moi. Et puis cette méthode, indépendamment du bienfait de son application, ne se recommandait-elle pas encore à eux comme le moyen le plus sûr et le plus puissant de répandre dans les familles, d'y faire connaître et apprécier la doctrine médicale dont elle procède; doctrine qui est la leur comme la mienne, et à laquelle le même intérêt, le même amour de la vérité devaient les attacher aussi bien que moi? L'événement m'a prouvé que j'avais inexactement jugé la disposition de mes collègues. Mon erreur, à leur endroit, a égalé ma confiance. C'est pourquoi, en publiant cette nouvelle édition, je me vois obligé de m'adresser plus particulièrement à eux, et d'entrer, aujourd'hui, à l'égard de la méthode que je propose à leur adoption, dans des détails dont j'avais cru d'abord pouvoir et devoir m'abstenir.

Ces détails qui expliquent la méthode au point de vue de la science, je les dois à tous les médecins : à ceux d'abord auprès desquels la communauté de doctrine et de langage qui nous unit sur les principes de la science devait me faire espérer un bon accueil, mais qui paraissent ne m'avoir point compris; et puis à ceux dont les convictions différentes des nôtres sur le fonds de la science pourraient tout naturellement exciter la défiance, et, jusqu'à un certain point, justifier la prévention contre la pratique que nous leur proposons.

Lorsque mes méditations sur le principe nouveau donné pour base à l'art de guérir, et sur les applications diverses dont me paraissait susceptible la science médicale ainsi constituée, m'eurent fait concevoir la possibilité, l'espoir, de prévenir, par une application convenable de ce principe, l'invasion et le développement en nous des maladies chroniques héréditaires; de prémunir contre leurs atteintes les générations à venir; ou, tout au moins, d'atténuer, considérablement pour elles, les chances et les dangers de ces affections; lorsque, procédant du fait avéré de l'atténuation de la variole par l'inoculation du virus varioleux, dans des conditions favorables de l'économie; du fait de préservation de la même maladie par l'introduction dans l'économie d'un virus analogue, dans ses manifestations, au virus naturel d'où procède cette maladie, je crus, fort de quelques essais heureux déjà tentés par moi dans cette direction d'idées, pouvoir proposer l'introduction dans l'économie, dès l'origine de la vie, d'agents convenablement préparés, ayant en puissance un principe morbide analogue à celui que l'organisme recèle, et pouvant dès lors, conformément à la loi homœopathique, en délivrer l'économie, par l'action absorbante, neutralisante, de l'un sur l'autre, ou de quelque autre manière que nous indiquerons; lorsque, m'étant ainsi fortifié dans l'espérance de pouvoir atteindre, au sein de l'organisme, le germe des maladies héréditaires, de l'y éteindre, ou d'opérer au moins, dans la constitution des êtres exposés à ses ravages, une heureuse modification qui les mît au-dessus des atteintes de ce principe, ou détruisît en eux les prédispositions ou réceptivités pathologiques, qui font contre eux toute sa force; alors que je me complaisais avec bonheur dans cette idée, comme on fait dans la pensée d'une bonne action, et que, dans le sentiment profond d'une reconnaissance pure et vraie, je bénissais, je remerciais la Providence d'avoir permis, qu'à défaut de mes propres facultés, je pusse, avec le génie d'un de ses élus, acquitter ma dette envers l'humanité... dans ce moment enfin, où déjà les faits avaient répondu à mon attente, où l'approbation, les encouragements, les félicitations du *père de la doctrine homœopathique*, et l'adhésion franche et spontanée de personnes honorables diversement compétentes pour bien voir et sainement juger en matière de faits, m'entretenaient dans la douce persuasion d'avoir atteint le but où je tendais... voilà qu'un écrit échappé à l'un de mes frères en la doctrine homœopathique, que je croyais avoir glorifiée dans l'une de ses plus précieuses applications, vient m'apprendre qu'il n'en est rien; que, par ce fait-là même, j'avais perdu à tout jamais la place honorable que j'occupais avant dans son estime; que les plus graves raisons s'opposaient à l'adoption de ma méthode, dont il s'efforçait de signaler les dangers, au point de vue surtout de l'*orthodoxie!* et contre laquelle, en conséquence, il invoquait le blâme sévère de ses collègues réunis pour entendre son fulminant réquisitoire. Dans cette pièce vraiment curieuse, remarquable par tant d'espèces d'aberrations. il va même jusqu'à pousser contre mon œuvre ce cri barbare qui contraste si étrangement avec l'esprit de notre siècle de réforme et de progrès : *A l'hérésie!*.. A l'hérésie? Comprend-on bien une telle imputation adressée à un travail honoré de l'approbation du maître, du *père de l'orthodoxie dans l'espèce,* de l'auteur même de la doctrine pour laquelle on se montre animé d'un zèle aussi étrange et d'un si singulier respect? Quoi qu'il en soit, un tel jugement, et les circonstances dans lesquelles il a été porté, m'obligent à quelques explications sur le procédé prophylactique, dont j'avais cru pouvoir me dispenser, vis-à-vis de mes collègues homœopathes surtout. Et d'abord, nous devons rapporter ici, pour la réfuter, l'objection qui fait le fonds de l'attaque violente dont nous venons de dire que la méthode que nous rééditons aujourd'hui a été l'objet, dès son apparition; non que ce point de la critique ait à nos yeux plus de fondement que tout le reste, mais parce qu'il repose sur une erreur plus générale, moins personnelle à son auteur, et qu'à ces titres nous croyons utile de la combattre ou d'en montrer au moins le néant, afin qu'il ne vienne point à la pensée d'un autre de la reproduire. Or, cette objection, la voici, je crois : L'homœopathie ne reconnaît d'ennemis à combattre que les symptômes. Elle ne s'attaque point aux causes des maladies; — ses agents, choisis sur l'indication de manifestations morbides actuelles, présentes, deviennent sans objet, administrés en l'*absence* de ces manifestations.

Comment le médecin homœopathe, auteur d'une telle objection, n'a-t-il pas vu d'abord la condition d'infériorité où sa proposition plaçait la doctrine médicale au nom de laquelle il réclamait : que soutenir que la doctrine qu'on professe n'a d'action que sur les maladies en pleine manifestation de symptômes, c'est nier toute médication prophylactique, ou dénier au moins à cette doctrine la possession d'une médication semblable ; c'est protester contre la réalité de faits avérés, ou s'inscrire en faux contre la vérité de sa propre doctrine; c'est faire un acte de félonie ou d'inconséquence étrange. Vous dites que l'homœopathie est sans puissance contre les affections non encore en état de manifestation. — Mais pourtant, il est, vous en conviendrez, pour un certain nombre d'entre elles, des moyens préservatifs connus. De quel principe procèdent donc ces moyens ? Quelle doctrine a donc le droit de les revendiquer? Par l'usage préventif des agents propres à guérir les symptômes de la rage, on soustrait les sujets mordus à l'invasion des symptômes de cette maladie : outre les observations de tels faits recueillis par d'autres, j'en ai, moi, publié deux remarquables, et des plus concluants. — Ainsi fait-on contre la scarlatine et la rougeole, dans les épidémies de ces maladies. — Et, dans les épidémies de choléra, quel but se proposaient les personnes qui, du consentement, sinon même sur l'avis ou l'exemple de leur docteur allopathe, portèrent sur la peau des ceintures de laiton, des plaques de cuivre ; ou qui, à des intervalles plus ou moins éloignés, usaient des remèdes appropriés à la guérison des symptômes de cette maladie? — Et puis combien d'exemples de préservation auquel on ne prend pas garde : voyez, dans une épidémie de maladie quelconque, tout individu qui a une fois été atteint de l'affection régnante en être désormais à l'abri ; — et les naturels d'un pays être plus généralement épargnés par les affections qui y sont endémiques (1). Mais, abandonnant le champ de la

(1) Si ce n'eût été sortir de mon plan, qui est de resserrer, sous

pathologie déjà si riche en tels exemples de médication prophylactique, entrez avec le flambeau de la physiologie dans le champ encore plus fécond de l'hygiène, science que vous ne répudiez pas, je pense, dont vous ne méconnaîtrez pas les services, dont vous ne nierez pas l'office tout prophylactique, puisque son institution n'a pas d'autre objet, et que le but unique où elle tend par ses préceptes et l'emploi de ses moyens, est de prémunir l'économie contre les fâcheuses influences qui sont la source des divers dérangements de la santé; vous vous assurerez que le principe de l'hygiène, que ses préceptes, déduits de l'observation et de l'expérience, reposent *tous* sur la loi des semblables : tous établissent comme règle générale, pour maintenir en nous l'harmonie de la vie, la nécessité d'y entretenir, dans une certaine mesure, le mouvement et l'activité sans lesquels le système organique ne saurait exister, et dans lesquels *il finit pourtant par s'éteindre*. Principes de vie et de mort tout ensemble, les excitateurs de ce mouvement, de cette activité, sont le moyen d'accomplissement, dans les êtres organisés, de la double fin pour laquelle ils ont été créés. Tous les enseignements de l'hygiène prescrivent, conformément à cette règle, de nous familiariser par l'habitude avec les situations, les conditions, les influences, dont nous

le moindre volume possible, la matière de ce précis, je serais entré, au sujet *des épidémies*, dans tous les développements que comporte ce fait intéressant. C'est à regret que j'ai dû me borner à le signaler à l'attention des médecins, comme l'un des plus dignes de leur méditation : l'exemption, pour un nombre quelconque d'individus, des atteintes d'une épidémie aux causes atmosphériques de laquelle ils sont *tous* également soumis.

voulons modérer les impressions et prévenir les dommages; de tenir la vie que nous voulons conserver toujours en rapport avec ces influences pathogénétiques, seul moyen de leur résister, de les vaincre ou d'équilibrer leur action : n'est-ce pas, en effet, le soin de s'exposer, dans la mesure et les conditions commandées par la prudence, à l'air courant, au froid, au chaud, au sec, à l'humide, à la faim, à la soif, aux différents exercices de l'esprit et du corps, aux diverses influences, en un mot, capables de produire en nous des maladies, qui nous fortifie, comme on dit, contre ces influences, et nous préserve des maladies qui peuvent en naître? N'est-il pas jusqu'aux poisons, dont l'habitude, à petites doses, peut, à la longue, nous en faire supporter de fortes impunément (1)? Les prescriptions secondaires de l'hygiène qui, à l'égard de ces divers éléments, indiquent le choix à en faire, les conditions et la mesure de leur usage pour les approprier au but prophylactique qu'on s'en promet, sont, comme en thérapeutique, l'atténuation de nos agents, la conséquence du système auquel elles se lient.

Les faits que nous venons de rappeler étant de notion expérimentale et vulgaire, il y a lieu de s'étonner, sans doute, qu'un médecin *homœopathe*, en pleine réunion

(1) Le poison, représentant, en quelque sorte, sous une forme matérielle, la maladie qui est en lui, ou qu'il est en lui de produire, et les doses atténuées de sa substance, qui participent nécessairement de son essence morbide, pouvant être considérées comme des fractions, des atténuations de la maladie qu'il représente, nous fournit l'exemple ou l'image le plus propre à faire comprendre, à faire toucher, pour ainsi dire, l'action prophylactique, dans son principe, comme dans son mode d'opérer.

académique, ait pu, dans un moment d'inadvertance, d'oubli ou d'obnubilation passagère, laisser échapper l'idée d'incompatibilité de la prophylactique avec le principe et les voies de l'homœopathie; — mais ce médecin, insistant sur une telle opinion, taxe d'hérésie l'opinion contraire ! Oh! alors, l'idée est fixe, cela n'est plus sérieux; passons. — Ce qui m'a étonné davantage, ce qu'à défaut de pouvoir le comprendre et le qualifier, j'ai déploré avec amertume, je l'avoue, c'est, dans une telle circonstance, ce concert de voix muettes au milieu d'une assemblée qui entend proclamer l'impuissance de ses doctrines; c'est l'unanimité de ce silence approbateur, en présence d'une imputation d'hérésie à une méthode qui les glorifie; c'est cette commune entente, dans la plus regrettable acception du mot, qui semble n'avoir pas permis qu'un seul membre élevât le moindre doute sur la sincérité ou l'erreur du rapport qu'on lui faisait, et ne troublât par la plus légère objection l'harmonie du vote d'ensemble qui devait en accueillir les conclusions sévères (1).

A ces considérations immédiatement tirées des faits, qui pourraient peut-être suffire à montrer le néant du rapport et de ses conclusions, nous ajouterons, comme complément, quelques réflexions déduites d'un autre ordre de considérations non moins importantes.

(1) « Comme aucun membre d'une compagnie ne répond des délibérations du corps, les avis les moins raisonnables passent quelquefois sans contradition. C'est pourquoi Sully dit, dans ses Mémoires, « que si la sagesse descendait sur la terre, elle aimerait mieux se loger « dans une seule tête que dans celles d'une compagnie. »

(Voltaire, *Essai sur les mœurs*.)

Nous demanderons à notre contradicteur, prenant au sérieux l'objection qu'il nous a adressée, et quelle que soit d'ailleurs son opinion sur l'origine ou la cause d'où procèdent les symptômes, quel que soit le traitement qu'il leur oppose, ou la méthode qui le dirige dans l'emploi de leurs moyens, si c'est aux symptômes qu'il s'attaque, aux symptômes qu'il adresse ses médications? Que ce soient les symptômes qui en déterminent le choix, cela se conçoit : toute maladie ne se révèle à nous que par ses symptômes, et ceux-ci la constituent tout entière, pour nous, qui ne concevons guère, en toute chose, que les manifestations qui affectent nos sens. Mais, de ce que les symptômes cèdent à l'action des agents de votre médication, avez-vous jamais pensé que l'effet de ceux-ci pût avoir une autre origine que la modification apportée par eux à la *cause même d'où les symptômes procèdent?* Effets de cette cause, ils ne peuvent cesser qu'avec elle. Et il en est ainsi de toute chose qui ne disparaît jamais qu'avec sa raison d'être. *Deficiente causâ, cessat effectus.* Cet axiome est universel. De ce que les symptômes ne sont pas là présents pour accuser l'existence du germe ou de la cause morbide dont ils pourront naître, si sa présence dans l'économie est chose connue, avouée, certaine, quelle raison avez-vous de nier qu'on puisse détruire ce principe morbide, et, par là, prévenir son développement ultérieur; c'est-à-dire prémunir l'économie des dommages qu'elle pourrait en souffrir? Docteur homœopathe, si susceptible en fait d'orthodoxie, ne croiriez-vous donc pas à la réalité de la *psore* comme cause des maladies chroniques-héréditaires; à cette découverte, l'un des plus beaux fleurons de la couronne de notre maître? Ne croiriez-vous point à la réalité des symptômes sous lesquels elle s'est révélée à lui dans ses expériences nombreuses et ses laborieuses investigations? Ne croyez-vous point à l'appropriation homœopathique, pour la combattre, des agents spéciaux par l'action desquels se sont produites, dans ses expériences, les mille formes extérieures sous lesquelles ce miasme inné peut se manifester? Si vous croyez à toutes ces choses, dont on ne saurait rejeter une seule sans tomber soi-même dans l'hérésie qui nous a été si gratuitement reprochée, comment ne point en admettre les conséquences, et ne point reconnaître qu'un agent homœopathique, choisi sur cette indication, arrivant, par la voie assurée des symptômes, à la cause morbide même qu'on veut atteindre, exerce, sur ce principe des maladies, l'action attribuée à ses agents dans une condition semblable? Mais je vais plus loin; et, faisant abstraction de votre qualité d'homœopathe, qui est le titre spécial auquel se recommande la méthode que nous vous proposons, je viens vous dire, comme à tous les médecins, sans distinction d'école ou de doctrine : Vous reconnaissez bien, dans toute substance médicamenteuse, une puissance pathogénétique spéciale, ou générale au moins, en rapport de similitude avec ce qu'il y a de général ou ce qu'il peut y avoir de spécial dans l'économie psorique où je vous propose de l'introduire. Ne point reconnaître ces faits, devenus en quelque sorte de notion vulgaire, ce serait nier les progrès les moins contestés de la thérapeutique; ce serait se montrer aveugle à la lumière des faits; ce serait méconnaître la diversité de l'action médicamenteuse : que l'opium endort, le café réveille, le séné purge, etc., etc. Il peut sans doute y avoir grand débat de doctrine sur le *commodo* de ces actions en elles-mêmes, et surtout sur leur appropriation thérapeutique. Mais, sur le fond de toutes ces actions, sur cette *nocivité essentielle*, commune à toute action médicamenteuse ; sur cette nécessité, par conséquent, de la réaction vitale pour opérer, pour accomplir l'action curative; toutes les doctrines, je crois, sont bien à peu près d'accord. — Eh bien! ceci étant, que verriez-vous d'extraordinaire à ce qu'un agent approprié, c'est-à-dire choisi sur l'indication de ses effets pathogénétiques, et introduit dans l'économie sous cette forme de miasme, analogue à celle présumée de l'élément morbide, n'y déterminât, selon la diversité des appréciations, une modification favorable des dispositions vitales, d'où pourraient naître, en leur temps, sans cette modification, les symptômes redoutés ; et ainsi n'y neutralisât le germe de ces symptômes, selon les uns, ou, selon d'autres, ne satisfît à l'avance les réceptivités ou susceptibilités organiques qui favorisent ou d'où procèdent, dans leur pensée, l'invasion des symptômes morbides; pour le plus grand nombre, peut-être, ne fortifiât, comme en une sorte d'exercice gymnastique, les systèmes organiques qu'une infirmité ou faiblesse innée prédispose aux affections qui y ont leur siége, etc.; qu'il ne dégageât, en un mot, l'économie des éléments ou conditions morbides d'où pourraient naître un jour les symptômes dont on se propose de préserver le sujet de la médication préventive? Or, la symptomatologie de l'affection à prévenir étant connue, de même que celle de l'agent jugé propre à la combattre; et l'action de celui-ci s'exerçant sans qu'il puisse jamais opérer autrement, sur la cause ou principe des symptômes présents ou absents, nés ou à naître; où est la raison de priver l'économie de ses bienfaits; et l'inconvénient à son emploi prophylactique, toujours inoffensif? Serait-ce l'absence possible, une fois peut-être sur un million, du germe ou élément morbide auquel vous l'adresseriez? Une telle exception, fort douteuse encore, selon moi, mérite-t-elle qu'on s'y arrête? — Mais, dit-on, la vaccine, invoquée pour exemple, ne préserve de la variole qu'en provoquant et *effectuant réellement le développement des symptômes* analogues à ceux de la variole elle-même. C'est vrai; et nos agents prophylactiques ne développent pas, eux, les symptômes des maladies dont ils doivent préserver l'économie. C'est vrai encore. A cela, nous disons : Tant mieux; et vous aussi, sans doute. Chaque chose a sa raison d'être. Cette différence atteste seulement la condition spéciale et tout exceptionnelle de la variole entre toutes les maladies, et rien de plus. Il y a quelque quarante ans, j'ai cité le fait de la guérison préventive de la variole par la vaccine à l'appui de la démonstration que je me proposais alors, du mode d'action des médicaments dans le sens même de l'action morbide, pour opérer la guérison. Aujourd'hui, en invoquant ce fait, c'est toujours dans le même but; c'est-à-dire pour signaler, à l'appui du mode d'action curatif *per similia*, un fait avéré, dès longtemps acquis à la science, et non pour assimiler *absolument* à ce qui se passe, dans le fait de préservation de la variole par l'inoculation de la vaccine, le mode d'action des agents prophylactiques. Dans tous les autres cas, il y a, il doit y avoir entre le fait de prophylaxie relatif à la variole, et celui relatif aux autres maladies, la même différence qui distingue la variole entre toutes : celle-ci, bénigne ou non, confluente ou discrète, comme on dit, n'est *effectivement* qu'à la condition d'être *tout entière;* son intégralité est la condition absolue de sa réalité. C'est une affection éruptive *sui generis*, et tout à fait spéciale, qui, depuis l'âge du monde où elle est apparue, semble avoir, à l'état aigu, remplacé dans notre espèce cette affection, diversement dénommée par les Grecs, les Hébreux, les Latins, connue parmi nous sous le nom général de *lèpre*. Cette souillure, imposée par la nature aux générations de notre âge, doit, pour que l'organisme humain en soit affranchi, en avoir matériellement envahi, infecté l'économie, et y avoir réellement suivi son cours. La seule atténuation que nous ayons pu jusqu'ici y apporter a été d'abord de préparer à cette infection obligée les conditions de la plus grande bénignité possible, en disposant convenablement, à cet effet, l'organisme avant d'en provoquer l'invasion par *son inoculation*. Plus tard, la vaccine est venue adoucir encore les conditions de cette bénignité, en affaiblissant la virulence de l'infection et modérant l'envahissement de celle-ci, dont elle a restreint l'action extérieure aux seuls points de son insertion. Au delà, rien. Seule entre toutes les maladies, la variole, à un degré quelconque, semble être une nécessité de notre nature présente, qu'elle n'affecte qu'une fois en la vie, mais qu'elle doit affecter une fois, dans les conditions voulues de son infection (1);

(1) La rougeole et la scarlatine ne sauraient être placées sur la même ligne, bien que n'affectant, *pour l'ordinaire*, l'organisme qu'une fois en la vie, parce que, dans leur cours et leur traitement, elles sont d'ailleurs dans les mêmes conditions que toutes les autres maladies.

raison pour laquelle peut-être n'existe-t-il point d'agent propre à l'atteindre dans son germe et en préserver l'économie à la façon des autres maladies. Il n'en est point de même pour celles-ci, dont les causes trouvent dans l'organisme des réceptivités correspondantes toujours prêtes à y développer les symptômes qui en procèdent; dont la solution critique, soit naturelle, soit provoquée par l'art, peut avoir lieu par une multitude de phénomènes vitaux extérieurs où viennent s'éteindre les dernières impulsions du principe morbide; dont la terminaison, selon l'opportunité des soins et la plus ou moins exacte appropriation des agents employés, peut avoir lieu dans tous les temps des maladies, depuis leur début jusqu'à leur dernière période; et cela, sans que les symptômes qui les constituent dans nos cadres pathologiques aient eu besoin d'apparaître en totalité pour en assurer la guérison; sans que leur suppression, dans un temps ou période de leur durée connue, ne présente les inconvénients ou les dangers d'un travail nécessaire, rendu, par cette suppression, incomplet ou inachevé; toutes conditions qui, si jamais elles devenaient communes à la variole, assimileraient également cette maladie à toutes les autres, sous le rapport de la possibilité de l'atteindre, comme elles, dans son principe, et d'en préserver ainsi l'économie.

En résumé, nous disons : S'il est vrai (et je n'en ai jamais douté) que ce soit la présence des symptômes qui constitue la maladie dont ils sont la manifestation connue; que ce soient les symptômes présents qui nous dirigent dans le choix des agents appropriés à leur guérison, et qui justifient le plus ordinairement l'emploi que nous faisons de ces agents, il n'est pas moins vrai que c'est *sur la cause* du mal que l'agent médicamenteux opère toujours, quel que soit le mode d'action supposé à cet agent. — Les expériences pathogénétiques, en développant sur l'homme sain les symptômes des maladies chroniques-héréditaires, si justement rattachées par S. Hahnemann à la présence dans l'économie d'un miasme ou élément psorique, nous ont révélé tout à la fois et les symptômes de ces maladies procédant de la *psore*, et les agents de leur production (1). Ainsi, conduit sûrement, par la connaissance des symptômes, dans la recherche des modificateurs du principe des maladies chroniques-héréditaires, il nous est donc bien permis, sur la foi d'un choix assuré en principe, de compter, avec quelque confiance, sur les bons résultats de l'application de la méthode que nous proposons, fondée qu'elle est sur l'ensemble de ces données; car, que l'élément morbide existe en nous à l'état latent, ou qu'il manifeste sa présence par des symptômes, le *principe*, objet de notre médication dans les deux cas, étant le même, l'exacte appropriation des moyens pour l'atteindre dans ces conditions, diverses en apparence, mais semblables au fond, offre une égale garantie de succès dans les deux cas.

Quant à la préservation de la variole par la vaccine, ce fait est un exemple parfait à l'appui du mode d'opérer

(1) Il est une autre cause de chronicité des maladies, la seule reconnue par l'allopathie, c'est celle qui a lieu sous l'influence persistante d'un excitant auquel reste soumis l'organe malade, tel que l'air, dans les affections des bronches; l'urine, dans celles de la vessie; la lumière, dans celles de l'œil, etc., etc. Ces cas sont évidemment en dehors de ceux *dus à la psore*, dont il est ici exclusivement question.

des agents de la médication préventive; et la nécessité de la reproduction effective des symptômes dans ce cas particulier, loin d'infirmer le fait de prophylaxie en général, n'est tout au plus qu'une exception temporaire à la loi générale qui le régit.

Revenons à l'exposé de la doctrine. S. Hahnemann a démontré, par des *expériences* positives, que l'action nocive, essentielle, connue et avouée pour un certain nombre de substances médicamenteuses, était, à un degré différent, et dans une plus ou moins grande variété de symptômes, le fait de toutes les substances; que chacune d'elles, administrée, dans certaines conditions, à l'homme *sain*, développait en lui des symptômes de maladie, et que c'était à cette propriété des corps qu'était due la puissance curative dont ils jouissent. A l'époque à peu près où Hahnemann révélait à la science ces faits, qui en renversent le vieil édifice et la reconstituent sur ses nouvelles et véritables bases, une pratique généralement adoptée aujourd'hui répandait, dans toutes les régions du monde civilisé, le bienfait de son application : c'était la vaccination succédant à l'inoculation du virus variolique, pour préserver l'économie des atteintes de la variole; — le procédé homœopathique succédant au procédé idiopathique, dont il dérive. D'après ce principe irrécusable et d'une admirable fécondité, à savoir, que les divers agents médicamenteux sont des agents pathogénétiques susceptibles de développer dans l'économie les divers symptômes morbides, et que, tout ainsi que cela a lieu dans le fait de préservation de la variole au moyen du vaccin, virus analogue à celui de la variole même, les agents médicamenteux avaient effectivement la propriété de guérir préventivement les symptômes morbides analogues à ceux qu'ils avaient le pouvoir de produire sur l'homme sain, c'est-à-dire de faire cesser la prédisposition de l'organisme à contracter de tels symptômes, à s'affecter des causes qui peuvent les faire naître; il nous a semblé que tout médecin, à quelque école qu'il appartînt, à moins qu'il n'ait abjuré la science élémentaire qui doit fournir à toute doctrine médicale ses assises véritables, la physiologie, devait, en présence de l'efficacité de la vaccine, se prêter, comme à la pratique de celle-ci, à la pratique de la méthode prophylactique, qui n'a pas d'autre fondement; dont le procédé ou mode d'action doit être le même; soit que, selon les doctrines qui ont leur foi, le principe des maux à la préservation desquels il s'agit d'appliquer la méthode préventive que nous proposons consiste dans une humeur spéciale ou dans une condition particulière de celle-ci, relative à sa constitution ou composition; dans une modification particulière de la vitalité des humeurs, ou bien de la fibre organique; dans l'état relatif des forces dont celle-ci est animée; dans une prédisposition où susceptibilité particulière, un besoin quelconque à satisfaire, etc., etc., il nous a semblé, disons-nous, que, de quelque manière qu'on interprétât le fait de la préservation de la variole par l'action sur l'économie d'un agent capable d'en produire les symptômes, on pouvait, pour la même raison, et de la même manière, concevoir l'action préservatrice de tout agent placé de même, dans l'économie, vis-à-vis de toute autre prédisposition morbide. Car il y a un fait qui domine toutes les doctrines médicales, et qui doit les rallier toutes, par la physiologie, à une condition commune. Ce fait, dont nous ferons remarquer ici l'existence toute providentielle, par rapport à la pratique prophylactique dont il protége l'universalité au milieu de cette multitude de systèmes qui peuvent tenir, d'ailleurs, les doctrines médicales divisées; ce fait est celui-ci : tout ce qui opère en nous une modification de la vie, ou s'opère par une modification de la vie; tout ce qui amène ou tout ce qui atteste cette modification; tout ce que, à l'un de ces titres, nous considérons comme cause morbide, quelque isolée, distincte et indépendante que nous puissions la croire de nous, et par conséquent quelque absolue que nous la supposions dans son principe d'action, cause médiate ou immédiate, par quelque voie qu'elle nous pénètre ou agisse sur notre économie, elle n'a en soi rien d'absolu, et ne développe pas en nous un seul symptôme qui ne soit relatif à l'individu sur lequel elle opère. Cela est de toute évidence : ces causes, auxquelles on rapporte les diverses maladies qui naissent sous leur influence, ne sont que les véhicules, les excitateurs spéciaux d'autant d'états pathologiques dont la diversité, les conditions, les formes ou manifestations extérieures, qui sont pour nous, en quelque sorte, la figure sous laquelle nous la reconnaissons, la distinguons, la jugeons; toutes ces expressions, constituant l'être pathologique comme il nous apparaît dans les symptômes, sont en nous, viennent de nous, non d'ailleurs; résident en nous, non dans les influences extérieures auxquelles on les rapporte; dépendent de nos constitutions individuelles, non de la constitution atmosphérique dans laquelle nous sommes placés, laquelle n'est que l'excitateur général auquel nos constitutions répondent ou ne répondent pas, répondent diversement, selon leur manière d'être propre, et l'impression qu'elles en ressentent : de telle sorte que, livré tout entier aux chances de sa bonne ou mauvaise constitution individuelle, c'est dans son idiosyncrasie que gît, pour chaque être, sa condition de santé, dans le milieu où il est placé; c'est à la balance de ce régulateur que s'apprécient, se mesurent, se pèsent, les influences générales et communes de ce milieu auquel la diversité des constitutions ou conditions vitales individuelles seule imprime la diversité tout à fait relative que, chez les différents êtres, ces influences semblent offrir à notre observation. C'est ainsi qu'en dernière analyse ce que nous qualifions de cause, origine, germe, miasme, principe de maladies, n'exprime jamais que notre prédisposition à subir ces influences; que l'aptitude relative et tout à fait individuelle de l'être auquel s'applique la maladie en question, n'est, en définitive, que l'expression de ses réceptivités vitales pour les influences qu'il subit.

Si donc, pour toutes les doctrines médicales, il n'y a ou il peut n'y avoir qu'une seule et même voie commune qui conduise les praticiens et les dirige dans l'emploi des moyens d'affranchir l'humanité de ses funestes sujétions héréditaires, qu'une commune science élémentaire leur a permis, à toutes, de considérer sous un même point de vue et de concevoir d'une même manière ; la grande question humanitaire que nous soumettons à la philanthropie de tous les médecins se trouve, pour tous, résolue par ce fait. Or, l'homœopathie, par ses épreuves pathogénétiques des diverses substances soumises à ses expérimentations, a révélé à la physiologie générale des écoles les éléments pathogénétiques spéciaux susceptibles d'exercer, en dehors de l'état morbide proprement dit, une action directe sur les divers systèmes de l'économie animale ; d'y éveiller, d'y exciter, d'y stimuler la vie ; d'en modifier l'action ; d'en régler les mouvements ; de les former, de les fortifier, si l'on peut ainsi dire, à *l'exercice gymnastique de la réaction*, sous une influence nocive réduite, à cet effet, à un degré d'atténuation que commandent la nature de l'agent et le but qu'on se propose ; de fournir à tous les degrés, à toutes les nuances des diverses prédispositions morbides, les éléments divers appropriés aux réceptivités de ces états divers ; de satisfaire à tous les besoins dans lesquels ces états divers peuvent avoir constitué l'organisme ; et de reconstituer ainsi celui-ci dans la pleine liberté de ses mouvements, dans la parfaite régularité de son action normale, dans la condition la plus favorable, en un mot, à ce qu'il réponde et satisfasse aux nécessités et besoins divers de sa condition naturelle.

De la lumière répandue dans les voies encore obscures de la physiologie des écoles, par l'homœopathie et la pathogénésie, ces deux grands monuments élevés par Hahnemann à l'art de guérir, il résulte donc ce fait, précieux aujourd'hui surtout, c'est-à-dire, à cette époque d'opinions dissidentes, où il serait si fâcheux que cette dissidence pût éloigner d'une pratique salutaire le plus grand nombre des médecins auxquels sont remis, non plus seulement ici l'administration de soins médicinaux à quelques malades, mais l'application à l'universalité des êtres d'une méthode régénératrice de l'humanité ; il résulte ce fait, disons-nous, que toutes les écoles, chacune à son point de vue, si elle veut, et toutes à un point de vue commun, peuvent, avec une égale confiance dans les heureux résultats prophylactiques des agents que nous devons à la pathogénésie, faire ou conseiller, pour tous les enfants, dès leur entrée dans la vie, sinon même, par leur mère, dans le sein de celle-ci, l'application de la méthode que nous leur proposons. Qu'importe, en effet, à la réalisation du but prophylactique, l'objet particulier que les diverses doctrines médicales se proposent? L'humoriste préoccupé des modifications à apporter aux fluides; les solidistes à l'état des forces de la fibre; les révulsistes, de la déconcentration, de la répartition de l'action vitale; le naturiste, de l'élimination, du déplacement, de l'expulsion de l'élément morbide; tous, aussi bien que l'homœopathiste, quel que soit le mode d'action attribué aux agents dont il dispose (1), peuvent puiser, dans le trésor de sa pharmacodynamique, le moyen de marcher à leur but et de l'atteindre. C'est en ce sens que je qualifiais de *providentiel* ce fait que : nonobstant les diverses interprétations à donner à l'action prophylactique, selon les exigences des divers systèmes appelés à prendre part aux bienfaits de sa propagation; nonobstant l'erreur qui frappe nécessairement la plupart de ces systèmes; et sans qu'il soit

(1) Le *mode d'action* est encore, pour les homœopathistes, l'objet d'une diversité de vues et d'opinions qui ne saurait non plus faire obstacle à son adoption de la pratique prophylactique, soit qu'ils voient dans l'état psorique un miasme à neutraliser par un miasme semblable, conformément au principe de la doctrine *similia similibus*, soit qu'ils le considèrent comme un désaccord vital à faire cesser de la même manière; une susceptibilité ou prédisposition morbide à modérer, des réceptivités particulières à satisfaire, etc.

pour cela nécessaire à aucun de se départir de ses idées vraies ou fausses et d'adopter le principe de la thérapeutique homœopathique où nous avons, nous, trouvé la vérité; chacun peut toutefois, sans plus d'inconséquence, sans dérogation à ses propres principes, sans froissement d'amour-propre, sans rien changer, pour l'instant, à ses convictions, ni à sa pratique médicale, dans le traitement des maladies, se livrer à la pratique prophylactique, qui n'exige de ceux qu'elle appelle à elle que la simple reconnaissance irrécusable de l'action pathogénétique essentielle des agents dont elle dispose à ses fins.

Nous ne saurions trop insister sur cette remarque qui s'est offerte à nous dans les travaux dont Hahnemann a enrichi la science médicale; que parmi ces travaux, dont l'objet spécial est la reconstitution de l'art de guérir sur la plus vraie et la plus solide base qu'il ait eu jamais, nous dirons même sur la seule base véritable qu'il puisse jamais avoir, puisque, dans notre manière de concevoir sa doctrine, le fondement qu'elle offre à l'art de guérir n'est autre que celui sur lequel repose le rapport entre eux de tous les corps de la nature, la loi générale de ce rapport, le principe de leur action réciproque, comme celui de leurs fonctions intimes, le fait universel, en un mot, qui résume pour tous *leur existence* dans la plus grande extension du mot; que, parmi ces travaux, disons-nous, les uns ont pu être, pour un temps dont on ne saurait assigner la durée, repoussés d'abord par les médecins que retient encore aux anciennes doctrines l'attrait d'une erreur familière; mais qu'il est un point de contact et de conciliation entre son système et les doctrines qui le repoussent : c'est leur origine commune dans la physiologie. — Que chaque médecin, en considération des avantages promis à l'humanité par la prophylaxie, fasse, à l'adoption de cette pratique, le sacrifice de quelques convictions d'ailleurs moins importantes, comme nous l'avons fait nous-même dans les premiers temps de notre conversion à l'homœopathie. J'ai trouvé dans la doctrine des maladies chroniques plus d'une répugnance à vaincre avant d'arriver à son adoption comme l'une des plus belles conceptions de Hahnemann. La thérapeutique de ces maladies me paraissait aussi incertaine dans ses moyens que le fait de l'état psorique, comme origine de ces maladies, me semblait hors de doute. Je passai d'abord sur les théories, que je trouvais pitoyables, en faveur des bons résultats obtenus dans l'espèce, par moi et par d'autres médecins consciencieux qui avaient partagé mes doutes sur le caractère et la valeur des agents qualifiés d'*antipsoriques*. Et puis, plus tard, cherchant, en dehors des idées qui avaient motivé mon éloignement de la doctrine relative aux antipsoriques, la raison du succès de ces agents dans des considérations physiologiques générales et nullement spéciales, je sentis mon admiration pour la doctrine homœopathique grandir avec l'intelligence de l'action physiologique des agents de sa thérapeutique; et c'est alors que je fondai sur l'ensemble de la doctrine, mieux comprise, la méthode prophylactique; méthode bien inoffensive, sans doute, nos collègues en conviendront, et qu'à ce titre, au moins, je puis bien recommander à leur pratique, en attendant que leurs succès viennent donner à mes paroles l'autorité la plus puissante en telle manière, la sanction *de leur propre* expérience.

Il semble que nous pourrions borner là l'avant-propos, dont nous avons cru utile de faire précéder la réimpression du *Précis de la méthode prophylactique;* mais peut-être pourrait-on trouver trop particulières à l'adresse des médecins homœopathistes les considérations qui précèdent, bien que nous les ayions destinées aux médecins des diverses écoles. Or, nous tenons, comme un mourant à l'exécution de ses volontés dernières, à ne laisser, sur l'utilité de la pratique à laquelle nous convions tous les médecins, aucun doute à la bonne foi des uns, aucun prétexte à l'indifférence des autres. C'est pourquoi, au risque de nous répéter sur quelques points, nous ajouterons aux considérations précédentes quelques considérations encore que nous tâcherons de rendre plus particulièrement saisissantes et profitables pour les médecins des écoles allopathiques.

Nous commencerons par leur annoncer, comme chose singulièrement de leur goût, nous le croyons, une heureuse nouvelle que nous espérons devoir être de quelque importance pour l'adoption de la pratique prophylactique, son progrès dans le monde, et, finalement, pour la réalisation actuelle de tout le bien que l'humanité peut en attendre. Cette bonne nouvelle, nos lecteurs le présument peut-être, est que, pendant les dix années écoulées depuis l'introduction dans le public de la pratique prophylactique, les avantages seulement espérés dans le principe, et promis alors comme un encouragement à la répandre, ont acquis toute la certitude de faits, réalisant au delà même de notre attente tous les bienfaits promis à sa propagation. Non : ces succès, précieuse nouvelle, sans doute, que nous n'aurons garde d'oublier, et que nous nous proposons bien de donner plus bas avec quelques détails, sont choses venant de nous, en partie du moins, et, comme telles, plus ou moins suspectes de prévention, dirait-on. Leur exposition ne doit venir que comme la couronne ou l'heureux corollaire de notre œuvre. Pour l'instant, cette exposition serait, peut-être, sur l esprit des médecins auxquels nous la ferions, moins puissante que la découverte que nous sommes heureux de pouvoir leur annoncer. Or, cette découverte, la voici : la méthode prophylactique, publiée par nous, n'est point de nous ; elle n'a rien de nous au fond ; et le seul mérite auquel, tout au plus, nous pourrions prétendre, serait de l'avoir recommandée, soixante-dix ans après la mort de son véritable auteur, à l'attention des populations intéressées à son application. — C'est Bordeu, le grand Bordeu, qui est véritablement l'auteur de cette méthode; ce médecin, dont les écrits et la courageuse insistance ont si puissamment concouru à l'adoption de l'inoculation (1); cet heureux génie, à l'influence duquel, par conséquent, on peut accorder la plus grande part aux bienfaits que la société en a recueillis, en attendant la découverte de la vaccine qui devait en compléter les avantages ; ce médecin illustre qui a dominé de si haut, devancé de si loin, l'époque médicale où il a vécu, que la science en progrès a constamment rencontré et re-

(1) Bordeu a dit, au sujet de l'inoculation, que le principe sur lequel reposent les avantages de cette médication *changerait la face de la médecine;* et, dans la thèse sur les eaux minérales d'Aquitaine, travail si plein d'intérêt ! il a conseillé l'épreuve de l'action de ces eaux *sur l'homme en santé*, comme le moyen *le plus sûr* d'en constater les vertus.

cueilli dans ses écrits, comme autant de jalons précieux, les idées originales qu'il a répandues sur tous les sujets de ses recherches et de ses méditations. Th. Bordeu, dans sa Dissertation sur les écrouelles, cette affection de l'enfance rebelle à tant de moyens vainement tentés pour la guérir, et qui, plus qu'une autre, entre toutes les maladies chroniques, a semblé, à toutes les époques de la science, accuser un *vice héréditaire*, a proposé, pour en délivrer notre espèce, ou pour en atténuer au moins sur elle les résultats toujours fâcheux, souvent funestes, *le traitement prophylactique de cette affection*. Il a pensé qu'en soumettant la mère, c'est-à-dire l'enfant par la mère en état de gestation, à l'usage des moyeus propres à combattre utilement cette maladie, on pourrait en attaquer et en détruire le germe. Un bon régime secondé par une médication spéçiale lui a semblé pouvoir atteindre ce but. « Il est bon, dit-il, vol. I, p. 469, d'entreprendre cette « curation *ab ovo* et de commencer, lorsque l'on peut, « par traiter le père et la mère ; en effet, nous avons ob- « servé que les pères écrouelleux avaient fait des en- « fants plus vigoureux après avoir été guéris, après avoir « changé d'air, et après avoir pris nos eaux des Pyré- « nées. — Et en effet, ajoute-t-il, pourquoi ne pas don- « ner à l'enfant nouveau-né, outre une bonne nourriture « choisie, comme on le fait ordinairement, des remèdes « capables d'emporter l'impression héréditaire? Pourquoi « ne pas traiter sa nourrice, afin de lui faire teter un lait « chargé de principes qui puissent s'opposer au progrès « du virus? etc. » A défaut de connaissances précises sur cette méthode prophylactique qu'il entrevoit comme pouvant opérer à l'instar *de l'inoculation de la variole*, *pour la préservation de la variole,* il cite le fait de la constitution plus robuste des enfants, de leur guérison même, c'est-à-dire de la préservation de plusieurs, nés de parents scrofuleux soumis à la médication par les eaux sulfureuses — l'agent prophylactique le plus puissant, le plus énergique!... J'avais bien compris, lors de la publication de la méthode prophylactique, toute l'importance, la nécessité même, d'un nom imposant qui recommandât le procédé nouveau et le protégeât contre les attaques de nos adversaires systématiques, et contre cet autre adversaire non moins redoutable en pareilles choses : l'indifférence. Aussi, lors de la première publication du Précis que je réédite aujourd'hui, m'efforcé-je de trouver parmi mes collègues un nom qui voulût bien, à la place du mien, s'inscrire au frontispice du Précis de la méthode prophylactique ; je ne rencontrai de leur part qu'encouragement à y laisser le mien; et, dans cette lutte de générosité et de politesse de leur part contre le sentiment si vrai, l'expression si sincère de mon insuffisance, la victoire devant demeurer au plus faible, mon nom resta au titre du Précis.

Pourquoi celui de Théophile Bordeu ne s'est-il pas alors offert à ma mémoire! Depuis ce temps, la méthode prophylactique eût fait d'immenses progrès, sous le patronage de ce grand nom, l'un des plus vénérés parmi ceux des plus illustres praticiens. Aux avantages d'une recommandation si puissante en soi, se fussent ajoutées aujourd'hui toutes les garanties de confiance à l'œuvre du génie : *l'auteur n'était plus.* La cupidité, l'envie, ou toute autre passion également méprisable n'avait aucune espèce d'intérêt à s'acharner à ses pas, à repousser son œuvre, à le poursuivre lui-même de ses sarcasmes et de ses odieuses imputations ; — et les motifs de confiance aux heureuses conceptions de son génie restaient au moins intacts et purs de tout soupçon injurieux. Pourquoi notre maître Samuel Hahnemann n'a-t-il point rencontré ainsi son œuvre toute faite dans les travaux et les écrits de Stahl, de Van Helmont, de Paracelse, de Haller, de Storck? pourquoi n'a-t-il pu en faire remonter l'origine à Hippocrate lui-même?... Au prix d'un peu de gloire, chose, au fond, très-insignifiante, il eût gagné, au sommeil des passions, qu'il a malheureusement éveillées et suscitées contre son œuvre et lui, beaucoup de repos pour lui, d'abord, et, pour l'humanité, l'immense bienfait de l'adoption immédiate et universelle de sa précieuse doctrine. Ce sont des torts ou des malheurs que la Providence, notre auxiliaire, nous aidera à réparer. — Revenons à notre sujet. Nous nous sommes senti heureux de placer le succès de la prophylaxie sous la protection de cette grande gloire médicale du dernier siècle dont s'honorent à l'envi les deux plus savantes écoles de France. — Il n'a, en effet, manqué à Bordeu, pour accomplir l'œuvre si bien tracée dans les lignes que nous avons citées de cet auteur, que la connaissance des travaux près d'éclore au moment où son génie s'est éteint ; travaux qui nous ont permis, à nous, de continuer, de compléter sa pensée. Nous espérons que, sous son autorité, la coopération des médecins ne nous fera plus défaut désormais ; et que bientôt, aux rares adhésions de nos collègues dont la tiédeur, l'indifférence, jusqu'ici, nous a offert un si déplorable contraste avec la participation active du public non médecin, succédera l'adoption générale d'une méthode dont, sous quelque point de vue qu'on l'envisage, la santé publique n'a que du bien à attendre, comme nous espérons le prouver bientôt à toutes les écoles par des considérations qui les touchent toutes également, et sans exception.

En effet, commençons par convenir, comme de choses arrêtées et pouvant fixer notre point de départ, des deux faits suivants : 1° Qu'il est en nous une disposition morbide originelle plus ou moins analogue à celle dont nos *pères* ou auteurs médiats ou immédiats ont offert les symptômes. Ce premier fait, je crois, est bien incontestable. Si, selon le point de vue différent d'où ce fait peut être envisagé par les diverses doctrines médicales, le principe d'où cette disposition procède peut offrir quelque différence d'appréciation, nul doute au moins n'existe sur la réalité du fait. En poursuivant ce fait, nous poursuivons bien une disposition réelle de notre économie ; c'est tout ce qui nous importe pour l'instant. 2° Le second fait dont je veux également que vous conveniez, comme d'une *base* réelle sur laquelle nous pouvons édifier, à ce titre, les raisonnements qui s'y rapportent, c'est-à-dire faire remonter certainement les déductions logiques qui peuvent en naître, c'est le caractère nocif, essentiel, de tout agent médicamenteux, ou, pour offrir cette proposition sous des termes moins conditionnels et dès lors généralement avouables, indéniables ; c'est que les agents dont la médecine fait usage peuvent, dans certaines conditions de leur emploi, déranger l'harmonie des fonctions normales. Ce fait, je pense, n'est pas moins certain que le premier ; on pourrait même dire que, susceptible d'une démonstration actuelle, il a de plus que l'autre cet avantage de pouvoir défier à la preuve immédiate, tout doute ou toute dénégation dont il serait l'objet.

Maintenant, peu importe au fonds la forme ou manière d'être sous laquelle vous considériez le principe morbide dont vous reconnaissez l'existence; qu'il soit pour les uns un vice humoral dont une sorte de dépuration puisse seule délivrer l'économie; qu'il soit pour d'autres une certaine disposition de la fibre organique, plus irritable qu'elle ne devrait l'être à l'état normal, trop rigide ou trop relâchée, trop faible ou trop forte relativement à cet état, et susceptible, pour l'une de ces raisons, de ne point répondre, dans l'économie, aux exigences des conditions où peut se trouver placé le sujet offrant l'une de ces dispositions constitutionnelles anormales; qu'il consiste, pour d'autres, dans un miasme ou virus morbide existant dans l'économie, sous cette forme éthérée, volatile, insaisissable, sous laquelle peut être conçue la cause morbide, et en général tous les modificateurs de l'action vitale; ou qu'enfin ce principe morbide, inné, héréditaire, dont nous nous proposons de délivrer, d'affranchir l'économie, ne soit, dans celle-ci, qu'un désaccord vital, une désharmonie ou défaut *essentiel* de la vie transmis tel quel avec l'existence; — peu importe l'hypothèse qu'on adopte parmi celles que nous venons d'exposer, ou de quelque autre manière qu'on conçoive, dans l'économie, le principe de l'affection qu'on veut y attaquer et y atteindre préventivement, l'admission de ce principe incontestable suffit. De quelque manière également qu'on interprète le mode d'action des agents employés à la guérison préventive des affections héréditaires; que ce mode d'action, procédant du principe *similia similibus*, opère homœopathiquement, ou qu'il opère, selon vous, dans le sens des doctrines diverses de l'allopathie, cela est presque indifférent. La seule chose importante à nos démonstrations, et dont, par conséquent, nous voulons bien fixer l'admission, c'est le fait expérimental de la *puissance pathogénétique* des agents médicamenteux, que ce soit ou non en vertu de cette puissance qu'ait lieu leur action curative. — Sans doute, nous trouverions plus convenable, conformément à ce qui, pour nous, est la vérité, que l'action *curative* homœopathique, généralement admise, fût le principe auquel on rapportât l'action préservative des mêmes agents employés prophylactiquement ; et, pour amener à cette croyance ceux de nos collègues qu'une opposition convenue, obligée, systématique, n'a point absolument rendus inaccessibles aux diverses démonstrations que nous avons données ailleurs de l'action curative homœopathique, nous laisserons, en passant, tomber sur ce sujet une réflexion, qui, pour quelques-uns, pourrait n'être pas dépourvue d'un certain intérêt : si la condition nécessaire d'une chose indique logiquement sa destination obligée; si, toute chose ayant sa raison d'être, il est permis d'inférer, de la nécessité qu'une chose soit telle, la nécessité, pour cette chose, d'un but, d'une fin analogue à sa condition; comment expliquer autrement que par une assimilation finale la condition d'analogie entre la puissance *virtuelle* de l'agent médicamenteux et les symptômes qu'il peut guérir? Où serait, hors de ce but final, la *nécessité* de cette condition analogique? Et, à moins de pouvoir faire servir à autre chose qu'à leur assimilation la condition analogique de deux choses, comment leur concevoir un autre objet, une autre fin? Or, l'assimilation en laquelle se résume, pour nous, l'action curative homœopathique est évidemment la conclusion logique de ce raisonnement, dont elle a, par conséquent, toute l'exactitude. Mais, quoi qu'il en soit, et sans que l'action homœopathique, proprement dite, soit une condition absolue de l'action préservatrice des agents de la prophylaxie, nous restreignons les conditions d'admission de celle-ci à la simple reconnaissance de *l'action pathogénétique* de ses agents, sans corrélation, si l'on veut, de l'effet curatif qui suit ou accompagne cette action. Nous disons aux médecins de toutes les écoles, à ceux-là même qui semblent ne pouvoir trouver de terme à leur mépris pour la doctrine de vérité que nous a enseignée S. Hahnemann, et dont les préventions à cet égard sont à ce point passionnées que, lorsqu'une des hautes intelligences dont l'allopathie, jusque-là, avait admiré le talent, estimé les vastes connaissances, vanté la probité médicale, honoré le beau caractère, vient à adopter la doctrine homœopathique, dans laquelle la vérité lui est apparue; au lieu de voir dans cette adhésion une preuve en faveur de la doctrine à laquelle il sacrifie, ce médecin perd, dès lors, à leurs yeux, tous les titres qu'eux-mêmes lui avaient reconnus à l'estime de ses collègues; — nous disons à tous les médecins, sans exception : La seule croyance que nous exigions pour entrer avec ardeur et conviction dans les voies de la prophylaxie que nous ouvrons à tous, est la reconnaissan indéniable des effets pathogénétiques des agents dont elle use. Or, écartant et mettant à part toutes les objections que l'on peut adresser à la doctrine qui s'est crue en droit de baser sur ce fait les nouveaux fondements de l'art de guérir, nous croyons au moins que nul n'oserait nier l'action pathogénétique de ses agents. Eh bien! cela nous suffit pleinement; et de ce fait avoué de tous, procédant à nos démonstrations, étayé de principes physiologiques également incontestables, nous disons : Quel que soit le principe morbide dont nous voulons exonérer l'économie; quelles que soient les opinions différentes des diverses doctrines sur la forme, sur la nature de cet élément pathologique, il est un point, et c'est le point important, essentiel, par lequel toutes ces diverses doctrines se rencontrent, se touchent, se confondent : c'est que le désaccord vital, l'exubérance humorale, l'irritabilité anormale, la faiblesse, la rigidité ou la laxité, comme on voudra l'entendre, de la fibre organique, faisant, pour les diverses doctrines, le fond de l'idiosyncrasie anormale à corriger par l'opération ou le traitement prophylactique, constituent, pour parler un langage général applicable à toutes ces doctrines, *un défaut* relatif de force, de proportion, d'équilibre vital, origine du trouble fonctionnel présumé contre lequel on se propose de prémunir l'économie. Or, ce défaut trouve son correctif physiologique dans l'exercice spécial, modéré, soutenu, de l'action vitale de la fibre organique de ce point de l'économie; et, sous le bénéfice d'une gymnastique appropriée, spéciale et sagement conduite, on est assuré de faire disparaître le vice idiosyncrasique dans lequel résidait le défaut; et, par là, de rétablir dans l'économie cet équilibre, cette proportion, cette pondération d'action dont l'harmonie plus ou moins complète constitue, dans les diverses mesures qu'on lui connaît, l'état normal de la santé. A ne considérer les choses que sous ce point de vue, et il n'est aucune doctrine qui s'y oppose; le bienfait de la médication prophylactique est assuré et garanti à la pratique de cette méthode. Car il est de notion vulgaire, de principe en physiologie, que l'exercice rend plus dispos, plus forts, les organes qui s'y livrent; qu'il développe en eux la faculté qu'il met en jeu, et que, par l'effet même de la lutte à laquelle est sollicitée la force vitale sur un point quelconque de l'économie, elle y développe constamment, infailliblement, nécessairement, la puissance mise en mouvement pour cette lutte; à la seule condition d'une certaine mesure à observer dans l'action des agents mis en œuvre à cet effet; de telle sorte que l'on peut toujours être assuré d'un tel résultat par l'emploi d'agents spéciaux dirigés dans ce but et dans ce sens. Or, un agent pathogénétique susceptible de provoquer, par son action dans l'économie, divers symptômes composant ou constituant l'état pathologique qu'on veut détruire dans son principe, qu'est-il autre chose, sinon un moyen approprié à cet objet; un moyen d'exciter, de provoquer à cet exercice fortifiant la portion de l'économie en rapport avec l'action de l'agent employé; un moyen, en un mot, exactement approprié à la fin qu'on se propose? Ce principe, dont on a fait la plus heureuse application dans l'éducation des animaux destinés au service domestique, pourrait donc, seul, étayer suffisamment la pratique prophylactique, puisqu'il met en évidence ce fait de l'organisme amené, par un exercice ménagé, à dominer les influences au combat desquelles on l'appelle par le procédé prophylactique. Combien de faits remarqués, notés, ou inaperçus, tant ils sont familiers, ordinaires, rentrent dans cet ordre d'idées et confirment la pratique à laquelle ils servent de fondement! Tous les faits d'insensibilité rapportés au pouvoir de l'habitude, ceux d'habileté et de force acquises par l'effet de l'exercice, le précepte de rétablir ainsi l'équilibre manquant dans l'ensemble des mouvements organiques, reconnaissent même origine et n'ont pas d'autre fondement, comme tous les phénomènes compris dans cet aphorisme général sanctionné par Hallé : l'exercice d'une partie tendant toujours à développer en elle la force et la facilité des mouvements dont elle est susceptible, a pour effet constant et certain de modérer ainsi l'action sur elle des influences qui peuvent l'atteindre, quelle que soit la nature délétère, morbide ou toxique de ces influences.

En recherchant la raison de ces faits dans les conditions physiologiques où nous les observons, conditions qui sont pour nous comme le principe d'où ils découlent, nous la trouvons dans la *continuité* d'une action modérée, mais soutenue, condition que l'observation nous montre partout comme la plus favorable au maintien et à la conservation de la vie ; — par opposition à la discontinuité ou *intermittence*, dont l'effet constant est de l'user et de hâter le terme de son activité. Les considérations que nous avons exposées, à une autre époque, sur cette matière (*Analyse raisonnée des Propriétés vitales*, 1816), nous semblent encore ici d'une application exacte et opportune. Les effets de cette intermittence d'action, dont la connaissance eût sauvé à Bichat l'erreur de sa distinction de deux vies et de deux espèces de sensibilités dans l'économie des fonctions vitales; ces effets, si remarquables tant à l'état normal qu'à l'état morbide où ils ont été également méconnus par les pathologistes qui n'en tiennent aucun compte dans l'appréciation des causes de la plupart des lésions vitales où ils jouent un rôle si important, sont, en général, de rendre perceptibles *toutes* les sensations nées ou produites sous son influence; — perception pure et simple, et sans douleur, à l'état physiologique; — plus ou moins douloureuse à l'état pathologique, et dont le résultat, dans l'un comme dans l'autre de ces états, est de hâter, d'abréger, par un épuisement plus rapide du fonds de réserve, pour ainsi dire, de la force vitale, la durée d'action des organes obligés d'y puiser chaque fois qu'ils entrent en activité. Quelle que soit la différence d'aspect sous lequel s'offrent à nous les perceptions de l'état normal et anormal, le principe d'où naissent ces perceptions est le même au fond. L'état véritablement normal de toute fonction organique est de s'opérer dans le calme et le silence absolu de toute sensation perçue. S'il en est autrement, la vie de l'organe est compromise dans son état, dans *sa durée;* car on peut affirmer que tout organe qui *se sent* fonctionner est malade ou comme malade. Or, le principe d'où procède cet état de choses est l'intermittence, c'est-à-dire cette condition physiologique qui oblige au passage brusque du repos à l'activité; condition où l'équilibre vital est nécessairement rompu chaque fois par une excitation, frappant sans transition un organisme non en mesure d'y répondre.

La conséquence immédiate de ces considérations que nous offrons avec confiance, — sous la garantie de tous les faits qui s'y rapportent, est, ce nous semble, que la condition physiologique la plus propre à prémunir l'économie en général, et en particulier les systèmes atteints de prédispositions morbides, contre les influences dont on veut les préserver, est de familiariser l'organisme avec ces influences, de le tenir constamment à leur niveau, si l'on peut ainsi dire, d'affaiblir, d'amoindrir à leur endroit, les réceptivités idiosyncrasiques des sujets ; de fortifier ainsi contre elles les susceptibilités par où pèche la constitution de ces sujets; de satisfaire, en un mot, sur ce point, le besoin de l'économie, soit en y pourvoyant préventivement par un agent approprié, soit en modifiant ses dispositions innées par un développement convenable des propriétés vitales, qui, maintenant au besoin celles-ci dans un état permanent de résistance, modère ainsi relativement l'action des influences morbides auxquelles on veut les soustraire. Or, tel est le résultat qu'on doit attendre des agents pathogénétiques offerts à l'économie dans les conditions de choix et de préparation qui nous ont paru le mieux appropriées au but prophylactique qu'on se propose. Donc, en faisant ici l'application du principe certain que les faits nous révèlent, nous sommes autorisé à dire aux médecins de toutes les écoles, et spécialement à ceux, homœopathes ou allopathes, qui ne croient point à un miasme psorique inné ayant son contre-poison assuré, son remède certain, spécifique, dans *un* antipsorique correspondant, jouissant de la vertu plastique de reconstituer l'organisme, d'y neutraliser, d'y détruire virtuellement ce principe à l'existence duquel ils ne croient pas, comme miasme ; mais qui croient nécessairement à la vérité du principe physiologique sur lequel sont fondés la conservation des êtres et l'heureux développement de leurs facultés : Par le fait même de votre éloignement de la doctrine antipsorique, comme l'entend l'homœopathie, vous devez vous rallier au principe physiologique qui recommande et que recommande à son tour l'exercice gymnastique, dont les effets sont connus de tous; et, dans cette direction d'idées, accueillir la méthode prophylactique, non plus seulement comme une pratique dont le but est rempli, l'effet accompli par une ou deux applications, à un an d'intervalle, d'un agent homœopathique; mais par le retour plus fréquent à l'emploi de ces moyens, dont l'innocuité vous est assurée et dont vous pouvez faire un usage en quelque sorte habituel, dans la règle et la mesure indiquées. —A ce point de vue, qui réunit toutes les doctrines, et pourrait étendre à toutes les maladies le bienfait de la méthode, je me rallierais volontiers moi-même à mes collègues allopathes; je me sentirais tout prêt à entrer avec eux dans cette voie commune où la physiologie nous appelle tous également; et, sans croire déroger en rien aux principes thérapeutiques qui ont mon entière conviction, j'adopterais fort bien, sur la foi de la nature elle-même qui nous y convie par ses propres enseignements, le procédé de continuer l'usage des agents prophylactiques au delà des premières années de la vie, et d'y revenir à tous les âges. Nous conseillerons donc, comme profitable à toutes les époques et dans toutes les conditions de l'existence, non plus seulement à titre d'antipsorique, mais comme moyen gymnastique, l'emploi alterné, à longs intervalles (car leur durée d'action, à mon avis, s'étend bien au delà du terme qu'on lui a assigné), de médicaments homœopathiques préparés aux plus hautes dilutions *vraies*, et choisis parmi les substances dont la symptomatologie répond le mieux aux prédispositions connues ou présumées dans chaque individu ; et cela, en dehors de toute préoccupation de doctrine homœopathique proprement dite, sur la foi de l'action pathogénétique certaine des agents employés, et sur la garantie des principes immuables de la physiologie, d'après lesquels l'hygiène conseille pour les divers organes, comme condition de conservation et de santé, en général, un exercice approprié modéré, soutenu. Prophylaxie, hygiène, c'est tout un, au fond ; l'Académie elle-même n'a qu'une définition pour ces deux mots ; la préservation des maladies est leur objet commun ; l'élément vital auquel leurs moyens s'adressent, ainsi que le principe d'appropriation de ces moyens, sont les mêmes, pour l'une comme pour l'autre. Or, l'objet de la méthode prophylactique que nous proposons n'est autre que de faire, pour quelques maladies ou prédispositions morbides, ce que l'hygiène conseille pour toutes ; de faire, à quelques cas pathologiques particuliers, l'application des mêmes principes qui servent de règle ou base générale aux enseignements de l'hygiène. Et lorsque nous disons, par exemple, à une mère qui a perdu plusieurs enfants d'une affection dont elle craint l'invasion chez ses enfants à naître, ou qui veut prémunir sa génération contre les atteintes probables des affections auxquelles elle a des raisons de la croire héréditairement prédisposée : Vous arriverez au résultat que vous vous proposez ; vous annulerez, chez vos enfants, les réceptivités morbides dont vous craignez pour eux les conséquences, vous fortifierez leur économie contre l'effet de ces prédispositions par de petites doses d'agents pathogénétiques capables de développer sur l'homme sain les symptômes du mal dont vous voulez les garantir; — en habituant leurs organes au contact de ces agents, vous les familiariserez avec leur influence, dont ils auront par là d'autant moins à redouter, moins à souffrir; — notre langage est le même que celui de l'hygiène faisant un précepte général de vivre au milieu des éléments où la vie se consume, mais qui sont nécessaires à son entretien; de nous maintenir, dans les termes de la modération toutefois, en rapport avec ces éléments, pour nous préserver, par ce contact habituel et modéré, des maladies qu'il est en eux de pouvoir occasionner ou produire. Et l'expérience a sanctionné et érigé en principe ces prescriptions de l'hygiène. Sous ces rapports, et au point de vue purement physiologique, il n'est donc, ce nous semble, aucun médecin dont l'intelligence ne conçoive le principe avéré sur lequel repose réellement la prophylaxie; et dont la probité, dès lors, puisse motiver son refus de concours à la pratique d'un procédé si intimement lié à la santé publique confiée à sa garde.

Que les médecins de l'école nouvelle prétendent que l'efficacité de la pratique prophylactique, exposée dans ce précis, repose sur une action homœopathique exercée par l'agent prophylactique sur le *principe morbide* qu'on atteint par son moyen, c'est notre avis aussi, à nous, et nous avons longuement exposé ailleurs les motifs de notre opinion sur ce point; mais qu'importe? que peut ajouter à la valeur d'un fait avéré, l'explication qu'on donne de ce fait, ou l'interprétation des conditions dans lesquelles on suppose ou l'on prétend qu'il est produit? Cette explication peut être une satisfaction offerte à quelques esprits ; mais, pour ceux mêmes qu'elle ne satisfait pas, elle ne peut en rien altérer l'importance du fait, lequel conserve en soi toute sa valeur. Nous appliquerons la même réflexion à la manière de voir des médecins qui, peu sensibles à cette harmonie vitale dont le trouble constitue, aux yeux de quelques-uns de leurs confrères, le seul vrai principe des maladies, ont besoin, eux, d'étayer leur opinion à cet égard sur la présence effective d'une humeur à laquelle ils rapportent la cause des maladies, et dont l'élaboration intime ou l'expulsion par l'une des voies sécrétoires de l'économie, sont la condition essentielle d'efficacité de tout agent adressé à l'économie dans un but sanitaire. Si la différence entre ces diverses manières de voir peut avoir de l'importance dans le traitement des maladies et motiver le choix des méthodes et l'adoption de l'une à l'exclusion des autres, il n'en saurait être ainsi pour la prophylaxie, qui s'adresse seulement à l'élément pathologique dont nous avons signalé plus haut le point de contact ou l'analogie essentielle aux yeux de toutes les diverses doctrines. En attendant que la vérité se soit montrée à tous les médecins sur l'objet de leur dissidence, que leur discussion et leur division se bornent au moins à cette partie de la science où leur dissidence a les motifs qu'ils s'opposent réciproquement ; mais qu'ils ne confondent pas la thérapeutique avec la prophylaxie, dont le but unique, pour tous les médecins, à quelque école qu'ils appartiennent, étant la destruction d'un principe pathologique résidant, pour tous, dans une même condition physiologique, ne saurait permettre aucune dissidence entre eux sur la nécessité et les moyens d'atteindre ce principe dans l'économie; ou, ce qui revient au même, de mettre l'économie au-dessus de ses atteintes. Même but, mêmes principe, mêmes moyens, doivent donc, dans un intérêt semblable, rallier sur ce point *tous* les médecins à une pratique commune; ou bien il faut reconnaître et déplorer en même temps, dans leur opposition, la puissance dissolvante des passions sur les plus claires notions de la logique et le plus vulgaire sentiment du devoir.

Qu'ajouterai-je aux considérations que je viens d'exposer pour faciliter à tous l'intelligence du fait prophylactique? Descendrai-je, non pas pour l'expliquer, mais pour le faire concevoir, à des comparaisons qui l'assimilent aux faits dont les notions nous sont le plus familières? Dirai-je que l'extinction, dans l'économie, d'une prédisposition morbide, par un agent convenable à cette fin, est, comme la saturation, dans le domaine des affinités? comme le contentement dans celui de la morale; comme la satisfaction pleine et entière des besoins ou réceptivités de l'organisme au moyen d'agents appropriés à cette satisfaction; ou, ce qui revient à peu près au même, comme on voit l'appétit de l'estomac pour les aliments, dont on peut calculer le retour dans un temps précis, manquer, lorsque, par une quantité quelconque d'aliments, on a satisfait avant le temps la faculté qui devait s'éveiller plus tard; ou même, si l'on veut jusque-là agrandir le champ de l'analogie, comme on voit l'essor d'une passion violente réprimé, modéré, par sa satisfaction, à l'avance, dans la possession et la jouissance de l'objet qu'on sait devoir la faire naître; un besoin, un désir prévenu, par la jouissance anticipée de ce besoin, de ce désir... enfin, pour satisfaire, par nos comparaisons, à tous les points de vue sous lesquels la question de la prophylaxie peut être envisagée; comme on voit le fer convenablement battu, amené ainsi, par une plus grande cohésion de ses parties constituantes, à une puissance ou force de résistance qu'il n'aurait pas sans cette préparation.

Je n'ajouterai donc rien à ces considérations. Il est à toute démonstration, quelque complète qu'on la voudrait, un terme où doivent se borner nos efforts. Le superflu n'ajoute rien aux choses. Au temps seul et à l'expérience il appartient de compléter une œuvre que, dans la mesure de nos moyens, nous ne pouvions porter à sa perfection. Toutefois, à la vue des résistances qui se maintiendraient au milieu de tant de raisons auxquelles elles devaient céder, nous ne pourrions retenir cette réflexion : c'est que les exigences, ici comme partout, semblent se multiplier avec la richesse ou l'abondance des moyens d'y satisfaire. En effet, il y a environ quarante ans que, méditant sur le mode d'action des médicaments, je me trouvai amené à porter mon attention sur un fait alors récent dont l'intelligence pouvait jeter quelques lumières sur l'objet de mes recherches. Ce fait était la préservation avérée de la variole par la vaccine, fait de prophylaxie unique à cette époque, fort remarquable en soi, et qui me sembla riche et fécond d'ailleurs en révélations précieuses. D'abord, je vis dans ce fait de vaccination l'introduction, dans l'économie, d'un élément ou principe morbide capable d'y déterminer un travail analogue, à l'intensité près, au travail provoqué par l'*inoculation de la variole elle-même*, lequel n'était déjà qu'un diminutif de celui par lequel s'effectue l'éruption spontanée de la variole. Je vis, dans l'analogie de ce travail et de la pustule qui le termine, dans le cas de vaccination, comme dans ceux d'inoculation variolique et de variole spontanée, et surtout dans le résultat de ces actes vitaux provoqués ou spontanés (la cessation, dans l'organisme, de toute disposition à les voir se reproduire en lui), la preuve irrécusable d'une analogie correspondante entre les miasmes vaccinal et variolique; analogie qu'il m'importait surtout de constater et de recueillir à cette époque, pour étayer et confirmer mon opinion sur l'action pathogénétique des médicaments. — Or, soit que l'on considère le mode d'action de la vaccine, dans la production de ce fait, comme on ferait de la constitution atmosphérique, qui, en certains temps, chez certains individus, dispose aussi l'organisme à ce travail intime par lequel le germe, ou miasme variolique, se développe et vient s'épanouir et s'éteindre sur divers points de la surface cutanée, soit que l'on conçoive ce fait tout simplement comme le résultat d'un surcroît d'activité fourni au virus variolique, jusque-là latent, inoffensif, et seulement virtuel, par l'introduction, dans l'économie, du virus vaccin; toujours est-ce, en procédant par analogie d'action, avec celle du virus variolique, que le virus vaccin opère; toujours n'est-ce qu'en sollicitant d'une manière semblable l'organisme, qu'ils mettent, l'un et l'autre, celui-ci dans le cas de sentir neutralisé (1), annulé en lui, ce miasme,

(1) Je dis *neutraliser en lui*, pour faire ici sa part à un fait exceptionnel, sans doute, mais que j'ai rencontré dans quinze sujets, sur deux mille cent vaccinés, d'un effet préservatif, sans éruption ou ma-

ou la disposition à en être de nouveau affecté ; ou de repousser hors de son sein un élément morbide dont il est né sujet. Cette analogie entre deux éléments se détruisant l'un par l'autre, étant, à l'époque où j'écrivais, le seul fait avéré de cette nature connu parmi nous, je le trouvais assez concluant et m'en contentais fort bien ; heureux si toutes les connaissances que je devais, par la suite, acquérir sur d'autres matières m'offraient toujours la même somme de probabilité. Avec l'accroissement des richesses, les exigences s'accroissent proportionnellement, disions-nous : le même fait est aujourd'hui mis en doute ou rejeté — nonobstant cette masse de faits nouveaux résultant des expériences pathogénétiques et l'élucidation du principe universel d'où ils procèdent... Qu'y faire ? Au terme de ses propres efforts, il n'y a plus qu'à laisser faire le temps, l'expérience et Dieu.

Je ne dirai qu'un mot sur la *forme atténuée* à laquelle sont donnés les agents devant servir à la prophylaxie. Cette forme, dont pourraient discuter seulement la *réalité*, les médecins étrangers aux formules de l'homœopathie, est, du reste, bien en rapport avec la condition préventive de leur emploi. Je ne saurais entrer, pour démontrer la réalité, l'activité et même l'action énergique de ces agents, dans les détails d'une discussion qui, quelque lumineuse qu'elle pût être, ne saurait faire violence à une disposition arrêtée de n'y point croire. Au

nifestation extérieure ; c'est-à-dire sur lesquels on n'a pu inoculer ni variole ni vaccine, quelque insistance qu'on ait mise pour cela. Est-ce que ces quinze sujets seraient nés exempts du miasme variolique ? La proportion me semblerait trop forte.

lieu donc de répéter ici inutilement ce que nous avons exposé si souvent et si longuement ailleurs sur ce sujet, nous nous bornerons à faire remarquer que, dans la pensée des médecins illustres, Bordeu et Hahnemann, dont nous ne faisons que rapporter l'opinion, le traitement prophylactique peut se faire au sein même de la mère au moyen d'agents dont la puissance aurait dû, avant d'agir sur l'enfant, passer par les organes de la mère ou de la nourrice, et être ainsi réduite à ce degré d'atténuation à laquelle l'art croit devoir la porter, lorsque l'agent est administré en nature au sujet de la prophylaxie. — Je raconterai à cette occasion un fait qui, pour les lecteurs auxquels nous croyons inutile de reproduire des démonstrations dont l'origine pourrait être l'objet de leur défiance, aura peut-être, dans l'espèce, la valeur d'une démonstration : — Solenander (1), ayant eu connaissance du fait de guérison de la lèpre sous l'une des formes diverses où les Grecs, les Latins, les Arabes, nous ont présenté cette maladie (la forme n'est pas déterminée dans l'historique du fait que je reproduis), par la boisson de l'eau où l'on avait fait séjourner une vipère pendant longtemps, afin que ce breuvage devînt pour le malheureux lépreux, auquel on le destinait, un moyen de *le délivrer de la vie*, fut engagé par cette expérience à faire manger à des lépreux la substance même de la vipère. Il réussissait, par ce moyen, dit-il, mieux que par les *sudorifiques*, les mercuriaux, l'eau de Banières, générale-

(1) Cette observation, dont je fais remarquer la date (trois siècles), se trouve dans le recueil d'observations curieuses publiées en 1558 par cet auteur, sous ce titre : *Raneri Solenandri Consilia medic.*, in-4°.

ment conseillés dans ce cas. Cependant, voulant atténuer l'action trop énergique et l'emploi répugnant d'un tel remède, il imagina de le faire passer par l'économie d'un autre animal. En conséquence, il faisait manger à ses lépreux des poulets nourris de la substance de vipère coupée en morceaux, et tués pour l'usage de ses lépreux, au moment *où la chute des plumes attestait l'action sur* LA PEAU DE L'ANIMAL du venin médicamenteux..... Sans faire remarquer la valeur d'un tel fait au point de vue homœopathique, qui n'est point ici en question, je me bornerai à dire que le *venin ainsi atténué* opérait bien, opérait beaucoup mieux et plus efficacement que sous la *forme substantielle*, au rapport de l'observateur, le docteur Solenander, qui en fait lui-même la remarque. Au surplus, l'utilité *de l'atténuation* des agents à l'usage de la prophylaxie ne pouvant point être mise en doute, je laisserai cette question à l'écart.

Maintenant, si nous nous demandons à quel point il est permis de compter sur l'action préventive des agents antipsoriques; sur leur puissance d'annuler, d'éteindre dans l'organisme certaines réceptivités morbides; sur l'effet réellement prophylactique, en un mot, de la méthode que nous recommandons; notre réponse aujourd'hui sera d'abord celle que nous faisions il y a dix ans à pareille question : En principe, nous devons croire à un succès complet; mais, en telle matière, le temps seul peut compléter la démonstration, en montrant, par comparaison, l'effet de la pratique prophylactique sur les générations qui y auront été soumises. Seulement, ce qu'il nous est permis d'affirmer aujourd'hui, c'est l'innocuité absolue d'une telle pratique (1), d'abord; et ses bons résultats, autant qu'il a été permis de les constater pendant un espace de dix années, sur le nombre encore bien restreint des sujets de nos expériences, dans un tel intervalle. Que pouvait-on espérer, que pouvait-on promettre de plus? En attendant le jugement absolu de cette question, qui n'appartient qu'à la postérité de plusieurs générations, nous sommes heureux de pouvoir affirmer l'impulsion favorable que l'organisme reçoit de cette pratique, les précieuses modifications intimes que l'on peut présumer de ces manifestations actuelles. Or, ceci est un fait incontestable, que je suis, chaque jour, dans le cas de vérifier, d'admirer sur les sujets prophylactisés. Les résultats de la pratique des personnes qui ont bien voulu me les transmettre se concilient de la manière la plus concluante avec ceux de la mienne propre. Sans cela, et dans la crainte de céder, à mon insu, à une prévention dont je dois me défier plus que tout autre sur ce point, je n'oserais pas assumer la responsabilité d'une multitude de faits admirables que d'autres disent avoir constatés,

(1) Voyez notre Hahnemann, dont les expérimentations nombreuses ont dû avoir sur lui l'effet prophylactique que nous attribuons aux agents à l'épreuve desquels il s'est longtemps soumis, pousser jusqu'à quatre-vingt-onze ans une carrière pleine de vie et de santé, au physique comme au moral, — contractant un nouveau mariage à quatre-vingts ans passés, — travaillant encore activement, dans les derniers moments de sa vie, à la dernière édition de son œuvre de prédilection, son *Traité des maladies chroniques*, — et ne mourant, au terme d'une carrière si bien fournie, que des suites d'une chute à laquelle n'eût pas mieux résisté un autre homme dans la force ordinaire de l'âge.

tout logiques et probables, par conséquent, que ces faits me paraissent.

Il y a six ans, je regardais déjà comme un beau résultat d'avoir pu constater, sur cinquante-trois enfants que j'avais prophylaxiés alors, la réalisation de toutes mes espérances d'une telle opération, sur des sujets tous d'origine des plus suspecte, comme sont toujours les premiers sujets d'essai. Non-seulement pas un n'avait succombé aux affections dont avaient péri leurs aînés, mais tous ont paru évidemment bien se trouver de l'opération. Rien n'étant venu, chez ces sujets, démentir les espérances de succès que nous avions conçues, il nous est permis de croire, pour eux, à la continuation du même bienfait de cette pratique, aux diverses autres époques ou phases de la vie sur lesquelles elle doit exercer son influence. Mais depuis lors, jusqu'en 1847 inclusivement, le nombre des sujets soumis, par nous, à la pratique prophylactique s'est élevé à près de deux cents, d'origine et conditions de santé diverses, bien que toujours plus ordinairement suspectes à l'endroit de quelques vices avoués ou non, dont on désirait qu'ils fussent affranchis par cette pratique. Eh bien ! il n'est pas venu à notre connaissance qu'aucun de ces enfants ait péri ; et, quelle que soit la part qu'on veuille faire au hasard dans un tel résultat, on conviendra que j'ai quelque droit de le produire, sinon absolument comme une preuve de l'excellence du procédé, au moins comme un encouragement à le tenter pour d'autres. Plus d'un médecin, je le sais, n'a pas, sous le rapport de la mortalité, été aussi heureux, mais tous ont eu à s'applaudir des bons résultats de la méthode à l'endroit des affections héréditaires propres à l'enfance, dont elle devait préserver les sujets; et l'on peut affirmer que cet objet principal de la prophylaxie, auquel naturellement celui de la bonne santé et de la longévité doit être lié, a été généralement atteint par tous les expérimentateurs. — Indépendamment de nos propres observations, celles des personnes qui ont bien voulu nous transmettre le résultat des leurs étant venues, depuis la première publication de notre précis, donner aux simples espérances que nous pouvions y faire concevoir alors, sur les bons effets de la pratique que nous y conseillons, toute la certitude des faits constatés; aujourd'hui ce n'est donc plus seulement un espoir fondé sur les déductions logiques d'une théorie qui nous semble exacte, qui recommande la méthode prophylactique dont nous publions cette nouvelle édition; c'est encore l'autorité des faits, autant du moins qu'on pouvait l'attendre de la période de neuf ans dans laquelle ils ont été recueillis.

Bien que peu avancés encore dans cet avenir appelé à faire connaître sous tous les rapports, sous celui de la longévité en particulier, les bienfaits promis à l'application de notre méthode, les faits dont nous avons recueilli le témoignage, non moins que ceux qui se sont produits sous nos yeux, n'en paraîtront pas moins concluants dans le rapport de la période de temps qu'ils embrassent. Ici, ce sont des médecins qui nous signalent, dans les enfants prophylactisés par eux, le beau développement de ces sujets, la teinte plus colorée de leur peau, la vivacité de leurs mouvements, l'énergie de leurs formes, et, avec une santé constante, la réunion de tous les signes extérieurs qui en sont la manifestation vraie. — A ce point, nous dit l'un d'eux, pratiquant dans le département des Vosges, qu'il serait aisé de désigner sur ces signes évidents, au milieu d'une grande réunion d'enfants jouant ensemble, ceux que la prophylaxie a dégagés des entraves de la psore de ceux dont le développement a lieu au milieu des embarras ou empêchements divers nés de cette condition originelle ou acquise. Là, ce sont des mères qui, ayant elles-mêmes *prophylactisé* leurs enfants, nous assurent que cette médication préventive a eu, sur leur *moral*, un effet non moins réel et remarquable que sur leur physique : les unes ayant observé chez ces enfants plus de vivacité dans l'esprit, plus de facilité et de disposition à l'étude ; d'autres plus d'aptitude et d'intelligence ; d'autres plus de gaieté et de gentillesse dans le caractère. — Toutes remarques dont on peut bien retrancher la part d'exagération qu'on voudra rapporter à la prévention maternelle, mais dont la réalité peut se concevoir pourtant comme la simple conséquence de l'influence du physique sur le moral, et de la bonne santé en général sur les diverses opérations de l'esprit. A ces déclarations, confirmées généralement par mes propres observations, j'en ajouterai une dont la vérité a tant l'air, elle aussi, de cette exagération qu'on pourra reprocher aux autres, que je me fusse abstenu de la produire si je n'étais point dans le cas de l'affirmer comme résultant de ma propre pratique, à savoir : 1° que sur près de deux ce[illegible]s sujets prophylactisés par moi (sujets de toute condition d'origine et de santé actuelle, ayant accueilli à l'application du procédé tous les enfants qui m'ont été présentés, dont le plus grand nombre, je l'ai dit, se composait d'enfants d'origine suspecte, spécialement recherchés par moi du reste pour de tels essais), *pas un seul* n'est mort; — 2° que, parmi ceux auxquels la prophylaxie a été appliquée au début de la vie, tous ont montré, comme résultat presque immédiat de cette pratique, les signes d'une bonne constitution, passant sans accident les époques critiques du premier âge, et n'étant que rarement malades; c'est-à-dire résistant admirablement aux causes ordinaires de dérangement de la première enfance; 3° que tous ont été exempts de l'affection spéciale qui avait atteint ou emporté leurs frères et sœurs, dont la perte avait elle-même fait, pour les autres, recourir à la prophylaxie.

La supérieure d'une communauté religieuse, à la tête d'un pensionnat des plus nombreux de Paris, m'apprend à l'instant que, depuis qu'elle soumet les enfants confiés à ses soins à la pratique prophylactique, *il n'y a plus de malade dans sa maison.*

Tel est l'exposé dont j'ai cru devoir faire précéder cette nouvelle édition du *Précis de la Méthode prophylactique*, dans la pensée que les explications qui en font la matière rallieraient à la pratique prophylactique les médecins édifiés par elles sur l'importance de cette pratique et son mode d'opérer. Aurons-nous atteint le but de nos efforts? Nous ne saurions l'affirmer; mais nous osons l'espérer, sous la garantie de toutes les raisons spéciales qui puissent être invoquées en telle matière, et de toutes les lumières dont la physiologie puisse éclairer la solution d'une question pareille : 1° imitation de la nature dans ses voies et moyens, — *naturam sequi,* — devise qui m'a toujours semblé, en tout état de choses, l'enseignement le plus vrai, le *criterium* le plus sûr auquel nous puissions nous confier; 2° fidélité à la loi universelle qui préside à la conservation de tous les êtres, à la satisfaction de tous leurs besoins; qui règle et fixe la condition de leurs rapports, à ces fins, dans la similitude ou l'homogénéité de leurs éléments; 3° et, dans l'espèce, nocivité de l'agent médicamenteux *relativement à l'état normal*, nocivité qui résume ici les deux conditions ci-dessus, en même temps qu'elle exprime ou représente la seule puissance sous laquelle la vie puisse être excitée et appelée à développer toutes ses ressources réactionnaires.

Œuvre de conscience et de bonne foi, autant que d'expérience et de méditation, c'est avec une entière confiance dans son innocuité certaine, dans son utilité constatée, heureux présage de la réalisation de tous les avantages qu'elle promet, que nous offrons, que nous recommandons cette méthode à la pratique de tous les médecins. Leur concours seul peut en assurer, en universaliser les bienfaits; et ce résultat, déjà si précieux à lui seul, verra, nous n'en doutons pas, doubler le prix que l'humanité en attend, en gagnant, en ralliant à la science qui l'aura procuré, les médecins de bonne foi, hommes de cœur et de dévouement, dont la réserve, de jour en jour plus regrettable, a seule, jusqu'ici, fait obstacle à ses progrès...

PRÉCIS

DE LA

MÉTHODE PROPHYLACTIQUE

APPLIQUÉE AUX

MALADIES CHRONIQUES-HÉRÉDITAIRES

OU

MOYEN PROPRE A PRÉVENIR CES MALADIES.

L'observation et l'expérience ont consacré, comme un fait, l'existence d'un vice ou virus originel dont nous naissons sujets. Ce vice, désigné sous le nom générique de *Psore*, remonte aux premiers âges du monde; il embrasse la race humaine tout entière et même les espèces d'animaux rapprochées de la nôtre par les conditions essentielles de leur organisation. Les preuves de ce fait sont nombreuses; elles ont été exposées dans des mémoires spéciaux, et sont d'un ordre qui ne permet pas de les reproduire ici. Il est donc à croire que l'état psorique n'a pas seulement pour cause l'infection de l'organisme par la gale contractée par contact ou transmise par voie de génération, mais qu'il est encore inhérent à notre nature : car des observations exactes, confirmant l'opinion populaire ordinairement formée à l'école des faits les plus évidents, ont constaté que les personnes n'ayant été, de même que leurs auteurs immédiats, atteintes, à nulle époque de leur vie, de la gale proprement dite ou d'aucune de ces éruptions comprises sous la dénomination générale de gale ou de psore, ne sont point, pour cela, exemptes des affections qui supposent en elles la présence du miasme psorique ; mais qu'elles y sont d'*autant plus sujettes ;* et que ces affections offrent chez ces personnes un caractère de ténacité remarquable. Ce miasme délétère dont notre organisme naît entaché, et auquel, pour cette raison, on a donné le nom de psore *originelle,* existe en nous à deux états différents, à l'état interne ou à l'état externe, c'est-à-dire caché dans la profondeur intime des organes ou apparent à la surface de la peau. Au premier état, il est la source de la plupart des désordres qui troublent ou enrayent les mouvements réguliers de la vie, principalement dans les diverses circonstances où ces mouvements sont relativement le moins énergiques, le moins puissants, contre les influences fâcheuses : comme on l'observe dans la première enfance, dont on peut, à bon droit, rapporter la plupart des dérangements à l'action interne de ce miasme, d'autant plus que c'est l'âge où l'organisme se complète et se développe ; comme on l'observe également aux différentes époques climatériques de la vie, ainsi qu'aux époques critiques des maladies dont l'issue funeste ne reconnaît pas, le plus souvent, d'autre cause ; ou dont le cours se prolonge indéfiniment sous le caractère chronique que ce miasme leur imprime. Au second état, il se manifeste sous forme d'éruption diverse par la forme qu'elle revêt, le siége qu'elle occupe et le mode de vitalité qu'elle affecte. *Cet état varié*, sous lequel la psore se manifeste extérieurement, est inhérent à sa nature ; il lui est essentiel, chose fort remarquable ! Toujours entière, toujours elle-même sous les formes diverses qu'elle peut revêtir sur un même sujet comme sur plusieurs, elle se présente indifféremment sous l'aspect de dartres, de pustules, d'ulcères, de phlyctènes, de papules, de vésicules, de bulles, etc. ; de tumeurs cancéreuses, strumeuses, ficoïdes, etc. ; de croûtes, de taches, d'efflorescences, de simples changements de couleur à la peau. Capricieuse dans ses formes et plus encore dans les sensations qu'elle excite et qui varient depuis l'indolence la plus complète jusqu'à la cuisson la plus vive ou le prurit le plus insupportable, elle peut même s'offrir sous l'apparence de la plus faible altération des sécrétions cutanée ou muqueuse, manifestée seulement par un changement de quantité, de consistance, de couleur ou même de simple odeur. En un mot, on peut la voir traduire ainsi sur les surfaces extérieures, par mille phénomènes divers, toutes les affections morbides. C'est de ce fait, conforme à l'observation de tous les praticiens, comparé au fait correspondant de la multiplicité d'effets analogues chez la plupart des antipsoriques expérimentés sur l'homme sain, pouvant ainsi représenter à la peau ou dans les profondeurs de l'organisme toutes les maladies qu'on se propose d'y atteindre à l'état de germe ou d'incubation, c'est de ce fait qu'on est, conformément à la loi homœopathique, arrivé par induction à la pratique prophylactique ici proposée.

C'est à l'état externe, sans contredit, que le virus ou miasme psorique est le moins offensif. Il est même de remarque constante et vulgaire que la psore opère alors vers la peau, c'est-à-dire loin des centres essentiels à la vie, une sorte de travail dépuratoire par lequel le principe d'où elle procède ou qui la constitue s'affaiblit ou s'efface plus ou moins complétement; de telle sorte qu'on a pu considérer quelquefois, cette manifestation extérieure de la psore comme un travail ou mouvement sécrétoire par lequel, lorsqu'il s'accomplit convenablement, l'organisme, qui dans quelques circonstances peut, à la vérité, en éprouver de graves dommages, se purge, se débarrasse, s'affranchit de la sujétion de ce principe délétère.

Outre cette disposition psorique générale, commune même à la plupart des animaux, il est, *pour nous*, une source plus abondante encore et non moins redoutable de maux et de souffrances de diverses espèces, dans la transmission héréditaire, c'est-à-dire, par voie de génération, de maladies contagieuses, miasmatiques, acquises dans le cours de la vie, contre lesquelles la médecine n'a guère eu à opposer jusqu'ici que des moyens palliatifs dont l'effet unique est d'en faire disparaître les formes ou traces extérieures, de les refouler plus ou moins sûrement dans les profondeurs de l'organisme, où elles deviennent une nouvelle cause des désordres les plus graves, soit qu'elles s'y conservent distinctes avec leur caractère propre, soit qu'elles s'y unissent, qu'elles s'y confondent avec la psore originelle, et forment, par cette alliance ou complication funeste, cette affreuse série de maux rebelles à tous les procédés de l'art de guérir, qui, transmis de génération en génération, ont eu cet effet général, dès longtemps remarqué : d'altérer, d'affaiblir le type primitif de notre race évidemment dégénérée ; et ce résultat particulier : d'être, pour ceux qui en naissent infectés, une cause incessante de souffrances physiques et morales qui flétrissent, empoisonnent leur existence lorsqu'ils ne l'étouffent pas dès son origine.

Quel sujet plus digne des recherches de la philanthropie que le moyen de détruire ou d'atténuer au moins le principe de tant de misères ! GRACE EN SOIT RENDUE A SAMUEL HAHNEMANN, à ce génie providentiel si heureusement suscité comme l'instrument d'une autre rédemption !... A l'imitation du procédé curatif intime de la nature, et sous la garantie d'expériences faites et dirigées dans l'esprit de son admirable doctrine, on pense l'avoir trouvé, ce moyen : il consiste à soumettre, vers l'époque la plus rapprochée de la naissance, comme étant celle où l'organisme, vierge encore de toute impression étrangère, est plus apte à recevoir celles auxquelles on le soumet, et à être modifié par elles, à l'usage, par *olfaction* ou par *ingestion*, de quelques agents antipsoriques ou reconnus du moins pour jouir le plus sûrement de la propriété de délivrer l'organisme des miasmes délétères dont il naît infecté.

Le mode d'action des agents antipsoriques pour opérer ainsi la désinfection de l'organisme se conçoit de diverses manières : d'une part, au point de vue homœopathique, ce mode d'action se déduit par analogie de celui de la vaccine, par rapport à la variole, dont le fait saillant est évidemment la destruction ou l'annulation dans l'organisme des dispositions à contracter la variole, au moyen d'une affection analogue qu'on y fait naître. La guérison préventive constatée de la rage chez des personnes infectées de ce virus, par l'ingestion répétée d'agents propres à développer sur l'homme sain des symptômes analogues à ceux de cette maladie, est la conséquence du même principe; de même que la préservation, chez les indigènes des pays où règnent les fièvres endémiques les plus rebelles, telles que la peste, pour les habitants de la Basse-Égypte; la fièvre jaune, pour ceux de l'Amérique, etc., résulte de l'espèce d'inoculation en eux du principe atmosphérique propre à faire naître ces maladies chez les étrangers qui viennent habiter ces pays; d'une sorte de suturation, par ce principe, de toutes les parties de leur être devenues dès lors insensibles, indifférentes, inaccessibles à son action, etc. (1). D'autre part, l'expérience, née de l'observation de faits constants, fait voir que toutes les maladies peuvent se résumer, se résoudre dans l'une des nombreuses affections du système cutané. Elle nous montre encore toutes les affections de ce système, ou réfléchies vers ce système, comme les seules offrant les maladies dont l'organisme n'est susceptible d'être atteint qu'une fois dans le cours de la vie. On voit, par là, com-

(1) On peut, dans cette direction d'idées, espérer de bons résultats de l'INOCULATION DE L'HUMEUR DES BUBONS DES CHARBONS, observés chez les chiens et les bœufs, sous l'influence atmosphérique qui produit sur l'homme la peste et ses bubons, plus redoutables, inoculation proposée par le docteur L.-A. Gosse, dans son Mémoire au roi de Sardaigne, sur la réforme des quarantaines. Le succès de ce procédé, imité de celui de la vaccine, et, comme celui-ci, conforme aux principes homœopathiques, serait une nouvelle preuve en faveur de notre doctrine.

bien l'on est fondé à provoquer soit l'annulation, l'absorption, la neutralisation des maladies à l'état de germe ou d'incubation, par l'action résolvante des semblables, c'est-à-dire au moyen d'agents ayant la vertu d'en produire d'analogues; soit le transport à la peau, siége naturel et primitif de la psore, des maladies dont le germe est intérieur, ou, ce qui est de même, leur conversion en maladies cutanées; leur métamorphose, enfin, en cette forme et cette condition où toutes les maladies peuvent se résumer, se résoudre, s'éteindre. Ainsi fait une semence qui, ayant rencontré dans le sol où elle fut déposée, les conditions de son développement, pousse son germe au dehors, et trouve à la surface du sol, dans le travail d'une végétation où ce germe se consume, le terme final de son développement et de son existence. — Or, les agents antipsoriques, dont l'action est telle, se recommandent par la présomption des mêmes résultats. Déjà l'expérience, juge suprême en telle matière; l'expérience, qui rectifie ou confirme toute théorie, et qui donne à celle-ci, en échange de l'appui qu'elle en reçoit, toute l'autorité des faits dont elle procède, l'expérience a déjà réalisé tout ce qu'on pouvait s'en promettre, à l'égard d'une pratique qui n'a plus désormais à recevoir que la sanction ultérieure du temps. Ainsi, dans le nombre des personnes qui ont recherché le bienfait de la méthode prophylactique, se trouvent plusieurs mères dont *tous* les enfants, jusque-là, avaient succombé, dans un temps fort rapproché de leur naissance, à l'hydrocéphale, au croup, aux convulsions, affections les plus communes et les plus redoutables tout à la fois de la première enfance, et qui ont vu, par ce procédé qu'elles se sont appliquées à elles-mêmes pendant la gestation, puis à leurs enfants dès la naissance, leur famille croître florissante, sans nulle atteinte de ces maux dont l'issue, si prompte et si constamment funeste, semblait chaque fois doubler l'amertume de leurs regrets, en ravissant à leur cœur jusqu'aux consolations de l'espérance. On a recueilli plusieurs faits de grossesses, constamment terminées par un avortement spontané avant le quatrième mois, conduites avec un entier succès à leur terme régulier, du moment où les femmes, sujets de ces observations, ont été soumises à l'action prophylactique des antipsoriques.

On conçoit que ce serait dépasser le but qu'on s'est proposé dans ce précis que d'y reproduire tous les faits rapportés ailleurs, de même que ceux recueillis depuis lors à l'appui de la doctrine prophylactique. Il en est un toutefois qui mérite une mention spéciale, comme étant le plus remarquable par le nombre et la variété des formes sous lesquelles la psore s'est manifestée extérieurement; par son développement extraordinaire, son admirable terminaison, et les heureux résultats dus aux agents antipsoriques employés. Ce fait, sous ces divers rapports, peut servir tout à la fois d'exemple et d'enseignement, et mérite ici une place exceptionnelle. Deux jeunes mariés, d'une constitution lymphatique bien prononcée, dont la femme, bien que d'une bonne santé d'ailleurs, était sujette, sous la moindre cause déterminante, à des gonflements indolents des glandes sous-maxillaires, avaient eu un premier enfant né sous de belles apparences, mais qui, au bout de quelques semaines, commença à dépérir en nourrice, consumé par une affection scrofuleuse générale dont nous nous bornerons à résumer ici, en quelques mots, les symptômes principaux : pâleur et transparence de la peau, absence totale de sourcils, cheveux fins, rares, et d'un blond pâle; avec un appétit assez soutenu, selles ordinairement liquides, diarrhéiques, souvent lientériques; maigreur générale portée aux membres, aux inférieurs surtout, jusqu'à l'atrophie; ventre dur et tendu habituellement, et parfois de telle sorte, que la poitrine, au-dessus de laquelle il s'élevait, presque sans transition, de quinze à seize centimètres, écrasée ou fortement déprimée vers sa base, semblait, sur ce point, tout à fait immobile et fixe; courbure et léger gonflement de l'épine dans sa région lombaire, qui, pendant plusieurs mois, n'a pas permis d'asseoir l'enfant, réduit presque toujours, pendant ce temps, au coucher horizontal; oppression et palpitations habituelles, légères; pouls fébrile; gonflement modéré et indolent des glandes sous-maxillaires; transpiration et urines offrant d'une manière très-prononcée les caractères propres à la cachexie strumeuse; enfin, développement moral et physique surtout, tellement en retard, qu'à trois ans les membres inférieurs, en particulier, grêles, flasques, et comme flétris, ne semblaient pas devoir jamais supporter l'enfant, lequel poussait des cris de désespoir lorsqu'on simulait, même en le soutenant sous les deux bras, de vouloir lui faire poser les pieds sur un plan solide quelconque. — Cet enfant, auquel un traitement homœopathique long et soutenu, secondé par de bons soins hygiéniques, a rendu, sous tous les rapports, une santé admirable, sans aucun reliquat défectueux, a eu, il y a seize mois, une sœur. A la naissance de celle-ci, depuis plus d'un an la méthode prophylactique était en expérimentation, elle lui fut immédiatement appliquée. C'est donc cette enfant qui est le sujet du fait prophylactique, l'état des père et mère et de leur premier-né, rapporté ci-dessus, n'étant que pour marquer le point de départ de l'observation dont on va maintenant rendre compte. Dès les premiers instants de sa naissance, la petite fille fut soumise à l'action du soufre (*tinctura*, 30ᵉ), un globule en ingestion pendant trois jours de suite, sans résultat apparent autre qu'un peu de coloration et une certaine animation de la peau, avec déjections poisseuses abondantes. Cinq jours écoulés après la dose de soufre, l'enfant fut soumise, sans résultat apparent, à l'action de *silicea*, 30ᵉ, un globule chaque jour, pendant trois jours; puis de même, et sans résultat non plus, à l'action de *calcarea carbonica*, 30ᵉ, donnée cinq jours après la dernière dose de *silicea;* puis suspension de quinze jours. Ces quinze jours écoulés, l'enfant reçut, et de la même manière, un globule (*lachesis*, 30ᵉ). Le lendemain, des phénomènes généraux apparurent; on se borna, dès lors, à cette dose unique, dont on observa les effets, qui furent les suivants : légère décoloration de la peau, devenue, en général, d'un éclat moins vif, et parsemée de quelques rares plaques d'un jaune nuancé de brun, comme dans les ecchymoses; éruption miliaire prurileuse et sèche; quatre à cinq larges bulles pemphygoïdes autour des pieds, rouges et gonflés; et, sous un pied surtout, une large bulle qui a envahi tout le derrière du talon, et causé à l'enfant de grandes souffrances; sensibilité des plaques, d'une teinte plus foncée dans quelques parties, surtout à l'un des genoux, où elle offre une rougeur érésipélateuse. Éruption croûteuse derrière les oreilles, indépendamment d'un développement considérable des glandes parotides porté à un degré tel, que leur résolution sans suppuration semble impossible. L'enfant, dans un état fébrile presque continu, à partir du cinquième jour de l'ingestion de *lachesis*, est agitée parfois de mouvements brusques et comme spasmodiques des membres inférieurs, et tourmentée de douleurs dont on rapporte le siége ou la cause soit au ventre, qui est tendu, avec raretó des selles, soit à la desquamation papuleuse de quelques plaques et bulles convertissant plusieurs d'entre elles en de véritables ulcères, origine probable, en grande partie du moins, de l'agitation et des cris auxquels l'enfant a été livrée par intervalles plus ou moins longs et rapprochés, les nuits surtout.

Ce fait, le plus ex[illegible]ordinaire dont j'aie été témoin, pour l'effet réactionnaire et la multiplicité des symptômes déterminés par l'action des antipsoriques administrés comme prophylactiques, a eu, sous tous les rapports, l'issue la plus heureuse : quatorze jours après le dernier médicament donné à l'enfant, celle-ci n'offrait plus la moindre trace des symptômes précités, et jouissait du calme le plus parfait. Sa santé, depuis lors à l'épreuve d'une grande irrégularité de soins et de régime, et d'un sevrage obligé en temps inopportun, n'a subi aucune atteinte ; et l'enfant, aujourd'hui (1843) âgée de seize mois, tout près d'être de nouveau soumise à l'action prophylactique de la même méthode, jouit d'une admirable santé (1). Les succès remarquables sur certains animaux,

(1) Agée de dix à onze ans, à cette heure, cette enfant, modèle de la plus riche organisation, offre, au physique, le développement d'une belle fille de quinze ans.

d'une pratique empirique, qui n'est point sans analogie avec celle ici proposée, bien qu'inexacte, incomplète, et, comme telle, moins sûre dans ses résultats, peuvent nous donner, toutefois, la mesure des bienfaits qu'on doit attendre de celle-ci. — Qui n'a point expérimenté ou vu expérimenter l'action prophylactique de la fleur de soufre, ou seulement de l'eau soufrée donnée en boisson aux jeunes chiens, dès leur naissance, pour les préserver de la maladie dont ils naissent sujets? Il est peu de cas où cette pratique, bien observée, ne réussisse; et l'on est autorisé à penser qu'elle réussirait constamment si, au lieu de se borner à l'emploi du soufre seul, l'un des agents antipsoriques les plus précieux, à la vérité, l'on soumettait ces animaux à l'action alternée ou successive de plusieurs antipsoriques différents et convenablement préparés pour assurer à leur puissance d'action son plus complet développement, comme on le recommande dans la méthode combinée, proposée ici pour l'espèce humaine.

Dans le but de faciliter l'application de cette méthode et d'en multiplier les bienfaits, on a réuni, dans des petites boîtes à seize cases, seize tubes ou petits flacons, dont quinze étiquetés et bouchés, un seul sans étiquette ni bouchon. Le nombre des tubes, au début des expériences dont cette méthode a été l'objet, était moindre qu'il n'est aujourd'hui; quelques modifications ont aussi été apportées à leur composition et à l'ordre numérique dans lequel leur emploi doit se succéder. D'autres changements, sous les mêmes rapports, seront nécessairement encore, par la suite, le résultat d'observations et d'expériences nouvelles.

Les treize flacons ou tubes numérotés de 1 à 13 contiennent, dans les conditions voulues, les antipsoriques éprouvés et proposés comme prophylactiques des maladies psoriques-héréditaires originelles ou acquises, source ordinaire de toutes les maladies chroniques. Les tubes numérotés 14 et 15 renferment chacun une substance différente, mais reconnues l'une et l'autre, comme antidotes, ou susceptibles d'atténuer ou même de suspendre tout à fait l'action des treize autres, si cette action, dépassant le degré souhaité, on jugeait à propos de l'arrêter ou de la restreindre. Le tube non bouché est destiné à présenter les remèdes à l'olfaction. Il devra, étant ainsi destiné à recevoir la matière diverse des quinze tubes bouchés et numérotés, être, après chaque opération où il aura servi, soigneusement lavé et exactement essuyé et séché (1).

Les choses ainsi disposées, dans les cas généraux de *psores*, l'enfant sera soumis, soit par olfaction, soit par ingestion (ces deux modes ayant les mêmes effets et pouvant, au besoin, être indifféremment ou alternativement employés l'un et l'autre sur les mêmes sujets), à l'usage du premier flacon d'abord; puis, s'il y a lieu, après cinq jours, à l'usage du n° 2, chaque fois, *un seul globule, une fois donné*, ce qui m'a semblé suffisant, au lieu de répéter cette dose du même remède pendant trois jours consécutifs, comme je faisais dans le principe, et l'ai conseillé

(1) Les antipsoriques proposés et contenus dans les treize flacons sont, d'après leur ordre de numéros : 1, *sulphur*; 2, *sepia*; 3, *carbo vegetabilis*; 4, *arsenicum*; 5, *belladona*; 6, *lachesis*; 7, *nitri acidum*; 8, *silicea*; 9, *thuya*; 10, *lycopodium*; 11, *graphites*; 12, *calcarea*; 13, *phosphorus*, aux dilutions les plus hautes.

Les antitodes sont : 14, *camphora*, 15, *spiritus nitri*.

alors, et successsivement, de cinq jours en jours, des treize premiers flacons, à moins qu'une apparition de boutons, bulles, vésicules, papules, croûtes, ou éruption quelconque à la peau, ne survienne et n'indique d'en suspendre ou d'en borner l'emploi. Dans ce cas, on laisse l'éruption suivre son cours naturel. Si aucune éruption n'apparaissait ni aucun symptôme réactionnaire, ce qui est on ne peut plus rare, lorsqu'on a fait prendre à l'enfant un certain nombre de ces remèdes, on lui ferait parcourir la série de *tous* les flacons et l'on s'en tiendrait là, l'effet préservatif étant également bien assuré, comme nous l'avons fait entendre dans l'appréciation du mode d'action de ces agents, soit qu'on ait ou non obtenu une éruption psorique par leur emploi. Cependant, et dans tout état de choses, il convient, ainsi que l'expérience en a constaté l'utilité pour le succès de l'effet préservatif de la vaccine, de répéter chaque année, pendant deux et même trois ans de suite, l'administration de ce procédé antipsorique; afin de s'assurer le plus possible de ses effets prophylactiques. Il y a d'ailleurs plusieurs avantages attachés à la répétition de cette médication préventive aux premières années de la vie : d'abord elle fortifie en général la constitution contre les influences extérieures; elle active, facilite, régularise le travail des organes et leur développement; et, ainsi qu'on l'a constamment observé, prévient la plupart des indispositions nombreuses et souvent fort graves des enfants à cette époque de la vie. Ensuite, cette répétition tout à fait inoffensive n'entraîne ni embarras ni difficulté; les mêmes flacons peuvent, et au delà, suffire à ces trois opérations; et celles-ci, chaque fois qu'on y revient, offrir ainsi à la santé en général des garanties précieuses, et au but particulier qu'on se propose, l'assurance d'un succès plus certain.

Pour procéder par l'*olfaction*, on place dans le tube évasé non bouché deux globules du flacon dont on veut user, et on le présente une fois seulement, sous l'une ou l'autre narine, durant environ une minute, le matin à jeun; puis on jette les globules et on lave et essuie exactement le tube. Si c'est par *ingestion* que l'on opère, on dépose, le matin à jeun, sur la langue de l'enfant un globule du flacon dont on use dans le moment, et cela une seule fois également. Quant aux tubes numérotés 15 et 14, ils sont là pour faire, au besoin, office d'antidotes ou de modérateurs de l'action des autres. Ainsi, dans les cas fort rares et tout à fait exceptionnels où l'on croirait avoir produit par l'action de l'un des treize premiers flacons une réaction trop forte qu'on jugerait devoir suspendre ou modérer, ce qui est bien rarement et peut-être jamais absolument nécessaire, on ferait flairer au sujet de la médication prophylactique quelques globules d'abord du flacon n° 14 au moyen du tube non bouché destiné à l'olfaction; on répéterait cette opération d'heure en heure avec des globules renouvelés du même flacon, jusqu'à trois et quatre fois. Puis, si l'on n'a pas réussi avec cet antidote à amender les symptômes qu'on veut réprimer, on fait usage de même du flacon n° 15; et enfin, si l'on ne réussit pas mieux avec ce nouvel antidote, supposition dont le fait ne s'est jusqu'ici jamais rencontré, on tentera avec succès la neutralisation de l'excès d'action du médicament auquel on le rapporte par l'administration de celui qui le suit dans l'ordre des numéros où ils sont casés. Toutefois, dans ce cas, il vaudrait mieux, si on en avait la facilité, se diriger par les avis d'un médecin homœopathiste, aux lumières et à l'expérience duquel on recourrait.

Voilà pour les cas généraux de psore originelle et de psore acquise ou contractée pendant la vie et transmise par voie de génération, source de la plupart des maladies chroniques.

Chaque père ou mère de famille peut avec les instructions qui précèdent diriger convenablement lui-même l'application de la médication prophylactique qui vient d'être exposée. Cependant si, en dehors de ces généralités qui embrassent la presque universalité des cas pour lesquels on peut se proposer un utile emploi de cette médication préventive, on avait en vue un but particulier: si, par exemple, préoccupé de certaines affections dont on aurait de puissantes raisons de redouter la transmission des pères aux enfants, on voulait spécialement diriger contre elles l'administration des agents prophylactiques; ce travail exigeant la connaissance des effets spéciaux des médicaments appropriés aux cas particuliers dont il s'agirait, rien ne pourrait suppléer alors l'expérience du médecin homœopathiste; et c'est dans ce cas surtout que son intervention deviendrait nécessaire. Cependant, il faut le dire, ces cas particuliers qui sembleraient devoir réclamer une médication prophylactique spéciale doivent être fort rares, si même ils existent bien réellement; les affections qui les constitueraient, sous quelque aspect qu'elles se présentassent, procédant très-probablement de l'une des sources psoriques générales dont elles ne sont, chez les divers sujets, qu'une forme ou manifestation particulière à leur constitution ou organisation propre, et pouvant, dès lors, céder à la destruction de ce principe général dont elles émanent.

En donnant approbation et encouragement à la pratique prophylactique qui vient d'être exposée, Hahnemann, notre maître, dans la lettre dont il nous a honoré à ce sujet, préfère, pour atteindre le but prophylactique que nous nous proposons, soumettre la nourrice de l'enfant sur lequel on veut agir, à l'usage des antipsoriques; il exprime même l'opinion qu'on réalisera plus sûrement le bienfait de la prophylaxie en traitant antipsoriquement l'enfant dans le sein de la *mère* au moyen de médicaments donnés dans ce but à celle-ci.

Au point de vue unique où Hahnemann a considéré la psore (voir son *Traité des maladies chroniques*), on conçoit peut-être qu'on puisse l'atteindre au moyen d'agents appropriés adressés à l'enfant par les voies de la mère et de la nourrice; mais, indépendamment des difficultés que la nécessité du régime à suivre pendant le traitement par la nourrice ou par la mère, apporterait à l'adoption de ce mode d'opérer; indépendamment surtout de l'obstacle né des répugnances de la nourrice à s'imposer, contrairement à ses goûts et à ses préjugés, une sujétion dont elle ne serait pas toujours dans le cas de reconnaître l'importance; nous faisons observer qu'à notre point de vue particulier, il est tout à fait indispensable d'agir par voie directe sur l'enfant *lui-même*, comme à l'égard de la variole on fait de la vaccine, *dont l'inoculation à la nourrice, de même qu'à la mère, n'a point encore préservé sa génération de la petite vérole*. Nous croyons même, et nous l'avons dit, qu'il serait d'une précaution utile de répéter, plusieurs années de suite, la pratique par nous recommandée, ainsi que l'expérience en a démontré les avantages pour le succès des vaccinations. Tout en rappelant donc et recommandant le procédé de notre maître, nous ne pouvons le faire qu'à titre de pratique subsidiaire dont le précieux concours ne saurait dispenser toutefois, du procédé par voie directe auquel nous croyons, dans l'espèce, une action plus sûre et plus efficace.

FIN.

On trouve les substances susdésignées (page 103, note) chez tous les pharmaciens homœopathistes.

M. Pelletier, pharmacien à Lyon, tient dès longtemps des boîtes toutes préparées de ces substances.

www.ingramcontent.com/pod-product-compliance
Ingram Content Group UK Ltd.
Pitfield, Milton Keynes, MK11 3LW, UK
UKHW020353230726
13925UKWH00003B/1096

9 782013 554480